体力をつけたい人、食が細い人のための

栄養アップ！ カロリーアップ！の 料理アレンジ 早わかり

竹内冨貴子

竹内冨貴子 管理栄養士

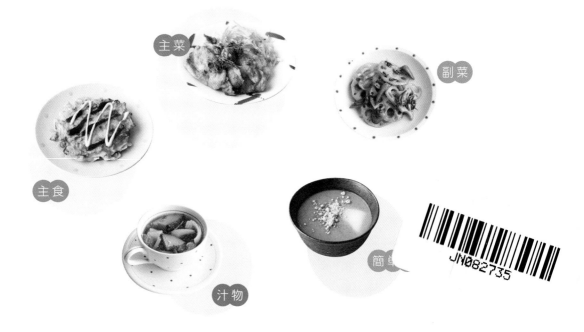

主菜

副菜

主食

汁物

簡単

JN082735

女子栄養大学出版部

目次

主菜

第1章

副 菜

第2章

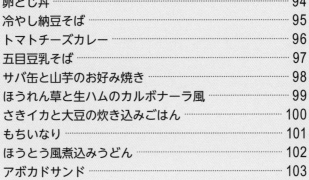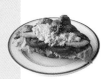

簡単おやつ

第 **5** 章

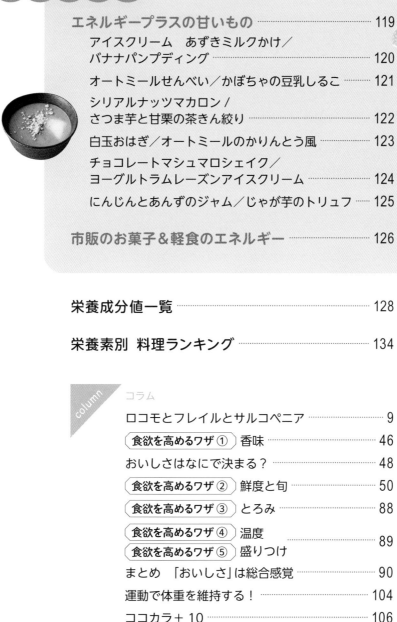

column コラム

太れなくて悩むかたへ

肥満の情報はたくさんあるのに…

　肥満の弊害や対策、健康食品などの情報はたくさんありますが、やせの解消や弊害などに関する情報はまだ少なく、体力がない、疲れやすい、体が冷えるなどと悩む人が各年代で多くなっています。やせすぎの人のほうが肥満の人よりも死亡率が高いという調査結果もあります。

　やせの原因はさまざまです。まずは自分がやせてしまう原因を突き止め、望ましい体重（＝普通体重、7ｼﾞ）を目指しましょう。

食べない？　食べられない？

　やせの原因は大きく4つに分類されます。

①摂食の不足・障害

②消化吸収の障害

③内分泌・代謝障害

④体外への消失

　原因の①は高齢者や若い女性に特に多く見られ、さらに「食べない」と「食べられない」に分けられます。

　「食べない」は、食欲がないわけではないのに食事をとらない、または、食べ物を口に入れても出してしまうことです。若い女性には、やせているほうが外見的によいとか、モデルのような体型への憧れなどもあり、20歳代のやせの人がほかの年齢層に比べて多くなっています（10ｼﾞ）。

　一方、「食べられない」は、食欲がない、食欲はあるが嚥下がうまくできない（うまく飲み込めない）、飲み込んでも通過障害があるなどが原因です。義歯や歯の治療中で、痛くて噛めないという人もいるでしょう。

　食欲がなくて食べられないケースもあるでしょう。食欲がないのは、活動量が少なくておなかがすかない、便秘がちで食べられないといった、生活習慣に関連することもあります。一方で、消化器の不調や代謝疾患、抑うつ状態やうつ病などのおそれがあったり、服用している薬などが影響したりしている場合もあります。その場合は医師の診断を受けることも必要です。

やせに病気が隠れていることも

　やせの原因の②は、消化器のがんや腸閉塞、慢性膵炎、寄生虫、吸収不良症候群などの消化器系の異常がある場合です。③は、血糖がコントロールできなくなる糖尿病や甲状腺機能亢進症、褐色細胞腫などがあります。また、アジソン病などの副腎機能低下も食欲減退の原因になります。これらは医療機関の受診が必要になります。

　④は、慢性の感染症でエネルギーを消耗したり、肺の病気などでエネルギーの消費が増えやすくなったりすることです。そのままだとだんだんやせてしまうので、エネルギーをしっかり確保することが重要です。

楽しく食べてよく動く

　①〜④以外にも、やせはさまざまな要因が考えられます。

　やせてしまう原因をしっかり突き止め、食事からのエネルギーや栄養素をきちんと摂取することや、積極的に体を動かしておなかをすかせること、筋肉をつけることを心がけたいものです。

　食生活に留意するだけでなく、食事が楽しくできるように家族そろって食べる、1人で食べることを避けて友人と楽しく食べるなどもたいせつです。

自分の普通体重を知ろう

望ましい体重を計算してみましょう

私たちにとって理想的な体格は **BMI** という数値で表わします。**BMI** とは Body Mass Index の略で、体重と身長から算出される肥満度を表わす体格指数のことです。

食事摂取基準では、目標とする **BMI** の範囲を示しています 表 。自分の身長と目標とする **BMI** から、自分にとって望ましい体重（**普通体重**）が計算できます。

計算式は**下**のとおりです。

目標とする **BMI** の範囲（18 歳以上）	
年齢（歳）	目標とする **BMI**（kg /m²）
18 ～ 49	**18.5 ～ 24.9**
50 ～ 64	**20.0 ～ 24.9**
65 ～ 74	**21.5 ～ 24.9**
75 以上	**21.5 ～ 24.9**

普通体重（kg） 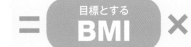 目標とする **BMI** ✕ 身長（m） ✕ 身長（m）

たとえば、
身長 **168**㎝
（= **1.68** m）
55 歳
Ａさんの場合

表を見ると
目標とする **BMI** は
20.0 ～ 24.9 に
なります。

この身長（= **1.68** m）と **BMI** を計算式に当てはめると、
下限は 20.0 ✕ **1.68** ✕ **1.68** ≒ **56.4**kg
上限は 24.9 ✕ **1.68** ✕ **1.68** ≒ **70.3**kg となります。
つまりＡさんが目指したい体重は
56.4kg ～ **70.3** kg の範囲内になります。

身長から見た BMI 早見表 も参考にしてください。

BMI 早見表

BMI / 身長 cm	18 ～ 49 歳			
		50 ～ 64 歳		
			65 ～ 74 歳、75 歳以上	
	18.5	**20.0**	**21.5**	**24.9**
140	36.3	39.2	42.1	48.8
145	38.9	42.1	45.2	52.4
150	41.6	45.0	48.4	56.0
155	44.4	48.1	51.7	59.8
160	47.4	51.2	55.0	63.7
165	50.4	54.5	58.5	67.8
170	53.5	57.8	62.1	72.0
175	56.7	61.3	65.8	76.3
180	59.9	64.8	70.0	80.7
185	63.3	68.5	73.6	85.2
190	66.8	72.2	77.6	89.9

高齢者

低栄養になる原因は…

　高齢者の低栄養や運動不足などによるやせが増えています。低栄養かどうかを正確に知るには、BMI（7ジ）、体重の減少率、血清アルブミン値の3項目でチェックします 表。

表

BMI値	体重の減少率	アルブミン値（Alb）
18.5kg/m² 未満	6か月以内に 2〜3kgの減少 または 1〜6か月以内に 3%以上の減少	3.8g/dL以下 さらに注意 3.5g/dL未満

　高齢者が低栄養になる要因は、大きくは「社会的要因」「精神的な要因」「加齢による要因」「疾病要因」の4つに分けられます。

　社会的要因としては、ひとり暮らしや夫婦2人暮らしが増えていることがあげられます。食事作りや買い物がめんどうになったり、できなかったりで食事の回数が減るなどし、体に必要な栄養素がとりきれなくなってしまいます。

　精神的な要因としては、子どもが独立して生活に張り合いがなくなる、定年退職などによってこれまで携わっていたことがなくなる喪失感などから、食べることへの意欲が失われてしまうこともあります。

　加齢による要因は味覚の変化です。今までは好きだったものがおいしく感じられなくなる、濃い甘辛味を好むようになり、減塩すると食欲が低下してしまうなどがあります。

　疾病要因としては、咀嚼能力の低下で食事量が減ることがあります。また、胃腸の機能の低下などによる下痢や便秘をくり返す、歯が悪くなって食べる意欲が減退するなどが考えられます。

　ここにあげたのはほんの一部で、ほかにもさまざまな要因で低栄養になるリスクがあります。日ごろから周囲の人の注意が必要です。

高齢者のやせの影響

　健康のためには肥満を防ぐとよいことはよく知られていますが、やせを防ぐという意識を持つ人は少ないようです。下のグラフを見ると、肥満と同じ程度にやせの死亡率も高いことがわかります。

　低栄養になると筋肉が落ち、活動量が減ります。活動量が減ると食欲がさらに落ちてしまいます。こういった悪循環から ロコモ や フレイル 、サルコペニア などになり、寝たきりや認知症などのリスクが高くなってしまいます 図。

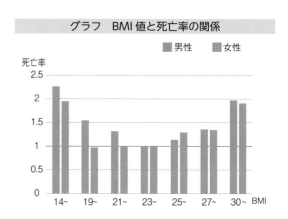

グラフ　BMI値と死亡率の関係

■ 男性　■ 女性

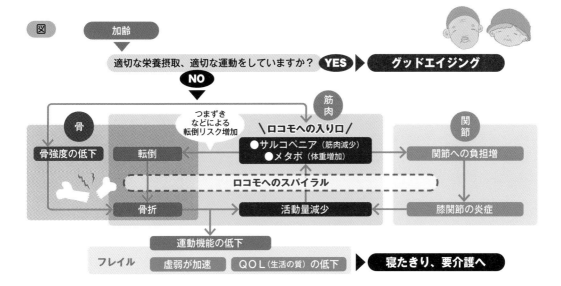

図

加齢

適切な栄養摂取、適切な運動をしていますか？ **YES** ▶ **グッドエイジング**

NO

骨 筋肉

つまずき
などによる
転倒リスク増加

\ロコモへの入り口/
● サルコペニア（筋肉減少）
● メタボ（体重増加）

関節

骨強度の低下 転倒 関節への負担増

ロコモへのスパイラル

骨折 活動量減少 膝関節の炎症

運動機能の低下

フレイル 虚弱が加速 QOL（生活の質）の低下 ▶ **寝たきり、要介護へ**

低栄養を防ぐために

①規則正しいリズムで食事をとる

　食事を抜いたり、間食をとりすぎたりしないように心がけ、だいたい決まった時間に食事をとるようにしましょう。

②できるだけだれかといっしょに食べる

　たまには1人で食べる食事もよいのですが、いつもとなると味気なく感じ、食欲も湧かないかもしれません。家族や友人など、だれかといっしょに食事をとる機会を増やしましょう。

③体に必要な栄養素をきちんととる

　食材の4つのグループ（16ﾍﾟｰｼﾞ）を参考に、さまざまな食材をとるようにしながら、1日に必要なエネルギーを確保しましょう。たくさんの食材をとることで、栄養バランスもととのいます。朝は卵を主菜に、昼はめんに、夜は肉と魚を交互に、など、3食のパターンを決めておくと実行しやすくなります。

　また、常備菜を用意したり、冷凍保存をしたりして、手間を省けるようにするのもおすすめです。

column

ロコモ と フレイル と サルコペニア

　ロコモ（ロコモティブシンドローム）は骨や関節、神経、筋肉などの運動器の衰えにより、立つ・歩くといった動作が低下した状態で、寝たきりや要介護になりやすくなります。

　フレイルは、加齢によってさまざまな体の機能が低下し、体が弱ったり、健康に悪影響が起きたりしやすい状態のことで、「虚弱」とも呼ばれます。ロコモが「運動器の衰え」が原因の機能低下なのに対して、フレイルは運動器だけでなく消化器官や脳なども含めた全身の機能低下が原因になります。

　サルコペニアは、加齢、活動量の低下、エネルギーやたんぱく質の不足、病気などが原因で起こる筋肉量の低下と、筋力（または身体能力）の低下を伴うものです。筋肉量や筋力が基準で、ロコモよりも運動障害の範囲は狭くなります。

　フレイルに至る背景には、低栄養やサルコペニアがありますが、きちんと対応すれば予防や改善が期待できます。

9

やせに注意② # 若い人

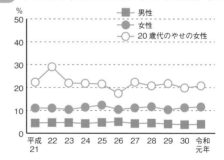

鉄が多い
レバー
牛ヒレ肉
カツオ
アサリ
丸干しイワシ
厚揚げ
納豆
豆乳
ほうれん草
菜の花

カルシウムが多い
牛乳
チーズ
ワカサギ
シシャモ
ウナギのかば焼き
もめん豆腐
モロヘイヤ
小松菜
青梗菜
切り干し大根
ひじき
いりごま

5人に1人がやせ

以前から、若い女性の「必要がないのに極端なダイエットをくり返すこと」や「偏った食生活で健康を損ねてしまうこと」が指摘されています。国民健康・栄養調査報告（厚生労働省）でも、ＢＭＩ（7ﾍﾟｰｼﾞ）が18.5以下の割合は平成21年からの10年間でほとんど変化が見られず、20%程度で推移しています 図 。つまり、若い女性の5人に1人はやせで、その状態が何年も変わらずに推移していることがわかりますし、ほかの年齢層の割合に比べてかなり高いこともわかります。

20歳以下のやせの調査がないため、思春期の実態は把握しにくいのですが、体形が女性らしくなり始めるころからスタイルを気にしすぎて、必要以上に食事量を減らしたり、身近に氾濫しているダイエット食品やサプリメントなどを利用したりなどの弊害が出ているように思われます。

ちなみに、国民健康・栄養調査では若い女性のやせの結果だけが報告されていますが、今は若い男性にも見られるようになってきました。

だるいは要注意

こういったダイエットや偏った食生活は、若い女性の場合は、鉄欠乏性貧血のリスクを高めます。鉄欠乏性貧血は、ダイエットをしていなくても若い女性や妊婦には出やすい欠乏症です。生理不順、だるい、疲れやすいなどの自覚症状や、発育障害などの原因にもなります。また、妊娠中の低栄養は「次世代の子ども」の生活習慣病のリスクを高

図 やせの人（BMI18.5以下）の年次推移（20歳以上）

- ■ 男性
- ● 女性
- ○ 20歳代のやせの女性

（横軸：平成21 22 23 24 25 26 27 28 29 30 令和元年）

めることが危惧されています。

もう一つ懸念されるのは、カルシウム不足による骨の健康です。20歳代ぐらいまでが、じょうぶな骨を作る最後のチャンスです。吸収率のよい牛乳・乳製品などのカルシウムをしっかりとり、積極的に体を動かしてじょうぶな骨を作り上げておくことが、将来のフレイルや寝たきりなどを防ぐのに欠かせません。積極的に体を動かすことによって、はつらつとした若々しさが発揮できるようになります。

鉄を多く含む赤身の肉や緑黄色野菜、良質のカルシウムを含んでいる牛乳・乳製品などを不足することなくとるように心がけましょう。

子ども

栄養失調を見逃さないで

　子どものやせすぎの問題は、肥満に比べると軽視されがちです。見ためだけでなく、体内では栄養失調に陥っている場合もあります。

　子どものやせの原因には、次のようなことが考えられます。

①成長に必要な栄養素の不足

　成長に必要な栄養素は、たんぱく質や鉄、カルシウム、亜鉛、ビタミンB群など。16ページを参考に、肉、魚、豆、野菜など、さまざまな食材をとることが重要です。

　食が細く、一度に食べられないならば、何回かに分けて食べるとよいでしょう。

②朝食を欠食している

　朝食を食べないと必要な栄養素がとれないだけでなく、午前中にエネルギー不足になり、気力や集中力がなくなり、成績が上がりにくく、学校生活にも支障が出てしまいます。

　体内リズムをととのえるためにも、早起きをして、朝食をきちんととることがたいせつです。

③間食のとりすぎ

　甘いものやスナック菓子などの間食が多いと、エネルギーはとれても糖質や脂質ばかりに。たんぱく質やビタミン、ミネラルなどが不足し、健全な成長ができなくなってしまいます。

④運動不足

　運動不足による食欲不振の子どもが増えています。遊ぶ時間も場所もないのが現状です。動かないのでおなかがすかず、食事が充分にとれません。体を動かしておなかがすけば、食事量も増え、筋肉がつき、太い骨も作ることができます。

⑤胃腸が弱い

　すぐにおなかをこわすなど、胃腸が弱いと食べてもなかなか太れません。刺激の強いものや冷たいものを控えめにし、消化のよいものをとるようにするとよいでしょう。

⑥虫歯がある

　子どもが食べられない原因には、意外に虫歯や口腔内のトラブルが原因のことがあります。嚙むことがしっかりできないと、胃での消化も悪くなってしまいます。

⑦ストレスがある

　今は子どもたちも多くのストレスをかかえています。ストレスのために空腹を感じにくくなったり、胃腸の働きが低下したりすることも……。運動不足の解消も兼ねて体を動かすようにしましょう。

⑧消化器系の疾患

　食生活や生活習慣に問題がなくても体重が増えない場合、胃腸や消化器系の疾患が考えられます。医療機関を受診して原因を突き止めることも必要です。

将来の健康のために

　子どものやせは正常な成長の障害になるだけでなく、心にも悪影響を及ぼしかねません。将来の健康のためにも、きちんとした食生活を心がけ、健全な食習慣と生活習慣の基盤をつくることがたいせつな時期です。

やせに注意④ 肺の病気の人

やせてきてしまう病気

　肺の病気の代表的なものには、慢性閉塞性肺疾患（COPD）と、非結核性抗酸菌（NTM）症の2つがあげられます。やせが原因で起こるのではなく、COPDやNTM症になるとやせてくることが多いのです。

　COPDは慢性気管支炎や肺気腫などをひとまとめにしたもので、タバコの煙など、体に有害なものを長期間吸引することで肺に炎症が起こる病気です。中高年に発症しやすい生活習慣病の一つともいえますし、虚血性心疾患、骨粗鬆症、糖尿病などの原因にもなります。

　COPDの最大の原因は喫煙で、別名「タバコ病」とも呼ばれています 図1 。受動喫煙により、家族もリスクが高まってしまいます。肺炎や肺が

んのリスクも高めるなど、とても怖い病気ですが、潜在的な患者数がかなり多いといわれ 図2 、死亡要因では上位になっています 表 。

　一方、NTM症は、結核菌やらい菌以外の抗酸菌が肺に感染して起こる病気です。やせ型の女性に多いといわれています。

　抗酸菌は土や河川水などの環境中にいる菌ですが、どのような人に感染するかはわかっていません。自然環境（土や河川水）や動物に触れたら手をしっかり洗うことがたいせつです。

呼吸に多くのエネルギーが必要

　COPDのおもな症状は次のとおりです。
①少しの動作で息が切れやすい
②1日に何度も咳が出る

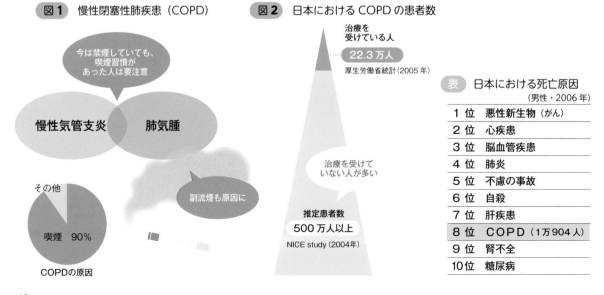

図1 慢性閉塞性肺疾患（COPD）

今は禁煙していても、喫煙習慣があった人は要注意

慢性気管支炎　肺気腫

副流煙も原因に

その他
喫煙　90%
COPDの原因

図2 日本におけるCOPDの患者数

治療を受けている人
22.3万人
厚生労働省統計（2005年）

治療を受けていない人が多い

推定患者数
500万人以上
NICE study（2004年）

表 日本における死亡原因
（男性・2006年）

1位	悪性新生物（がん）
2位	心疾患
3位	脳血管疾患
4位	肺炎
5位	不慮の事故
6位	自殺
7位	肝疾患
8位	COPD（1万904人）
9位	腎不全
10位	糖尿病

③呼吸するときに変な音がする
④体重が減ってくる
⑤痰（たん）の量が増える
⑥呼吸筋が疲労し、倦怠感や不眠が起こる

　呼吸をするのにエネルギーを多く使うので、体重が減少し、息苦しさから運動量も減ってしまい、食欲もなくなりがちになります。

　NTM症も同様に、咳や痰、寝汗、体重減少、全身の倦怠感などが現われます。

呼吸が苦しくなるわけは？

　ＣＯＰＤやＮＴＭ症では、息が切れる、息が切れるから動かなくなる、動かないから食欲が減る、食欲が減るからやせる、やせて筋力が低下する、さらに呼吸にかかわる筋肉の働きが減って息が切れる……このサイクルが見られます。これは断ち切りたいサイクル 図3 です。

　なるべく動くようにすると、体力・筋肉がつく、そうすると食欲が出て食事がとれるようになり、息切れが少し改善します。息切れが改善してくると、活動も楽になります。すると、動けるようになってきて、おなかがすいて食欲が増します。これは目指したいサイクル 図4 です。

　少量でもしっかり栄養素を含み、のど越しのよいもので食欲が出るように心がけましょう。1回の食事量が少ないなら、間食などでエネルギーを補うこともたいせつです。

　高齢の人は誤嚥（ごえん）性肺炎の予防のためにも、とろみなどでのど越しをよくするくふうも必要になります。

図3　断ち切りたいサイクル

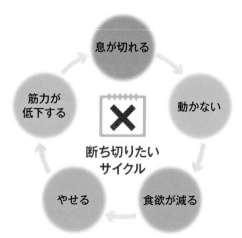

図4　目指したいサイクル

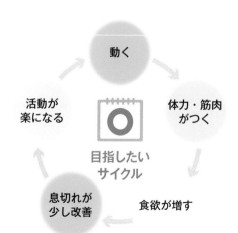

胃腸が弱い人
胃腸の手術をした人

胃や腸の弱い人の症状はさまざまで、それによって対応が
違ってきます。ご自分の症状や原因をよく理解して、焦らず
に、前向きな気持ちでとり組みましょう。

食が細い人は…

胃下垂気味、一度にたくさん食べられない、い
つも食欲がないなどで食事が充分にとれない人は、
1日3食ではなく、ちょっと手間がかかりますが、
5回くらいに分けて、1日に必要な栄養素が不足
することなくとれるように心がけましょう。

食事をとるときにはゆったりとした気持ちで、
しっかり噛んで唾液（だえき）とよく混ぜ合わせ、消化がス
ムーズに行なわれるようにします。食後は、リラッ
クスタイムを少なくとも30分は持つことが、消
化不良を防いでおすすめです。

焦って一度に食べすぎないようにし、腹八分目
の食事量で栄養を充分にとれるように食材選びを
することが必要です。

本書では、そういった食材を選んで料理をご紹
介しています。

食事は量より質

胃腸の働きに大きく影響するのがストレスで
す。私たちのまわりには、はっきりとストレスと
自覚できるものと、自分では感じない人間関係な
どのストレスもあります。生活、仕事、人間関係
などを、一度、見直してみることもたいせつです。

ストレス解消も兼ねて疲れすぎない程度の運動
や、趣味を楽しむ時間などを持つことも有効です。
食事の基本は量よりも質を重視して、脂肪が少な
めのものを選びましょう。胃や腸への刺激が少な
いように、辛味、甘味、酸味などが濃くないうす
味のものをおすすめします。また、かたい食物繊
維を多く含むもの、炭酸を含んでいるものなどは
控え、よく噛んでゆっくり食べることを心がけま
しょう。

食欲が出るように、ハーブや、やさしい酸味を
利用し、胃液の分泌を促しましょう。食事量は腹
八分目にし、不足分は間食や軽食で補うようにす
るのもおすすめです。

食欲が湧（わ）くくふう

おいしかった
という
記憶

よい
におい

好きな
食べ物

調理の音

彩り豊かな
料理

くふうされた
盛りつけ

柑橘類（かんきつ）や
ごま油などの
食材の香味

口の中の調子が悪い人

虫歯や義歯のときは…

歯の治療中や矯正中だったり、義歯だったり。また、のどが痛いなどで、噛みにくい、噛むと痛い、飲み込みにくいなどはありませんか。口腔内の調子が悪いと、そのストレスで食欲がなくなりがちです。

虫歯の治療中など短期間で終わるのならば、たんぱく質やビタミン類などが不足しないように心がけながら、傷口などに刺激がないものを選びます。そして、食べたあとは消毒液などでうがいをし、口腔内を清潔に保つように心がけましょう。

義歯の場合は、義歯が合っているかを確認しましょう。定期的に歯科検診を受けることがたいせつです。また、やわらかな食材を選び、噛みやすいように切り目を入れる、やわらかく煮るなどの調理のくふうで食べやすくなります 図 。

脳梗塞が原因のときは…

脳梗塞などが原因で、噛みにくい、飲み込みにくいなどの後遺症が残ってしまった場合は、なるべく早い時期から、指導を受けながら無理のないリハビリを始めましょう。誤嚥がないように、ゆっくりよく噛んで飲み込むトレーニングをして、だんだんに食べられる範囲を広げていきます。焦らず、無理をしすぎないことが肝心です。

また、トレーニングの初期段階では、ミキサーにかけたものに、市販のとろみ剤でとろみをつけるのもよいでしょう。スプーンで食べられるようにすると誤嚥が防げます。高齢で飲み込む力が弱くなってしまった場合にも、同じように調理することがおすすめです。

ただし、食べることに支障がない高齢のかたでも、日によって噛む力や飲み込む力が変わります。その日の体調を見て、やわらかいものを噛んで食べられるときは無理なくゆっくり食べてもらうと、食事をとる喜びを感じてもらえます。

図

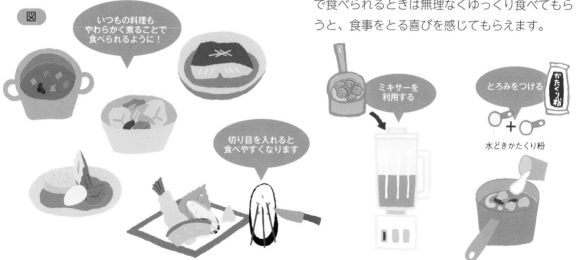

いつもの料理もやわらかく煮ることで食べられるように！

切り目を入れると食べやすくなります

ミキサーを利用する

とろみをつける

水どきかたくり粉

なにをどれだけ
食べたら
いいの？

栄養バランスのよい
食事とは？

　たんぱく質、脂質、炭水化物、ミネラル、ビタミン。私たちの体を作り、健康を維持する栄養素はさまざまです 。

　これらの栄養素を完全に含む食材は、自然界にはありません。そのため、「食事」という形でいろいろな食材を組み合わせて食べ、栄養素を摂取しています。

　ここで重要になるのは「どの食材をどう組み合わせて食べたらよいか」になります。

食材は4つに
グループ分けできる

　多種類の食材を栄養素まで考えて食べるのはたいへんですが、食材は、含まれる栄養素の特徴から「乳・乳製品、卵」「魚介・肉・その加工品、豆・豆製品」「野菜、芋、果物」「穀類、油脂、砂糖」の4つのグループに分けることができます。

　これら4つのグループの食材を、どのくらい食べたらよいかは17ジに示します。この構成で1日にとりたい目安の1600kcalになります。

　1600kcalは成人女性の1日に必要なエネルギー量で、多いと感じる人もいるかもしれません。その場合、無理は禁物です。4つのグループの食材を偏ることなく食べることを意識しながら、食欲や体調に合わせて調整してください。

表

たんぱく質	骨格や筋肉、臓器、血液、毛髪などあらゆる組織を作る材料になる。1gあたり4kcal。
脂質	体内で蓄積され、必要に応じてエネルギーになる。1gあたり9kcalと高エネルギーで効率がよい。
炭水化物	体内に入るとすぐにエネルギーとして利用される。脳や神経など重要な組織のエネルギー源。1gあたり4kcal。
ミネラル	骨組みを作ったり、体の働きを維持したりする。
ビタミン	体の働きを調整したり、スムーズにしたりする。

乳・乳製品、卵

牛乳
コップ1杯

ヨーグルト
小鉢に1杯

卵
1個

魚介・肉・その加工品、豆・豆製品

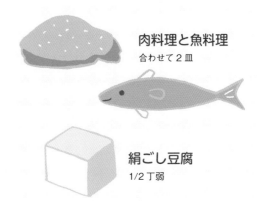

肉料理と魚料理
合わせて2皿

絹ごし豆腐
1/2丁弱

野菜、芋、果物

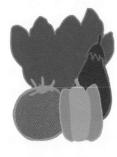

野菜
緑黄色野菜
120g以上と
淡色野菜で計350g

芋
じゃが芋1個

果物
りんご1/2個

穀類、油脂、砂糖

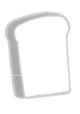
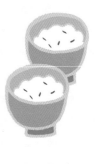

穀類
食パン1枚

ごはん
めし茶わんに
軽く2杯

うどん（ゆで）
1玉

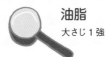

油脂
大さじ1強

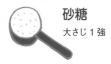

砂糖
大さじ1強

17

本書の構成と使い方

レシピの見方

・レシピの重量は、正味重量（皮、骨、殻、芯などの食べない部分を除いた、実際に口に入る重さ）で示しています。

・1カップは 200mL、大さじ1は 15mL、小さじ1は 5mL、ミニスプーンは 1mL です（標準計量カップ・スプーンによる重量一覧は 22ページ）。

・塩は「小さじ1＝5ｇ」のものを使用しました。

・フライパンはフッ素樹脂加工のものを使いました。

・電子レンジは 600Wのものを使用しました。お使いの電子レンジのワット数がこれよりも大きい場合は加熱時間を短めに、小さい場合は長めにしてください。

・栄養計算は「日本食品標準成分表 2020 年版（八訂）」（文部科学省）をもとに栄養計算ソフト「栄養 Pro クラウド」で算出しています。栄養表示のたんぱく質は「アミノ酸組成によるたんぱく質」を、塩分は「食塩相当量」を指します。

第1章：主菜

定番の食材をどう料理したらよいか、定番のおかず❶をもとに、さらにエネルギーと
栄養素をプラスするコツや食べやすくするコツ❷をご紹介します。

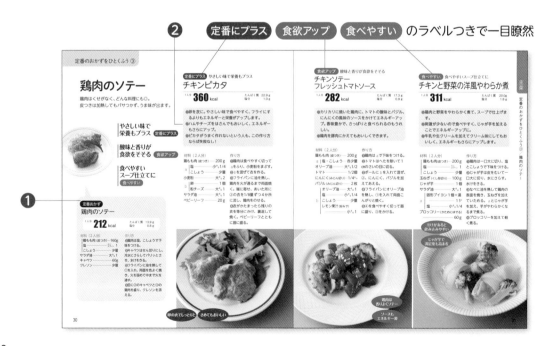

第2章：副菜

ビタミンやミネラルを多く含み、身近で食べやすい野菜を10種類選び❸、いつもの食べ方にひとくふうしていたり、たんぱく質食材を組み合わせたりでエネルギーも栄養素もアップする方法❹をまとめました。

　また、食べられるときにさっと食べられる副菜の作りおき❺や、野菜に添えてエネルギーを足すことができるドレッシングやディップ❻もおすすめします。

❸　❹　定番アレンジ　目新しい　＋たんぱく質 のラベルでエネルギーアップ法をご案内！

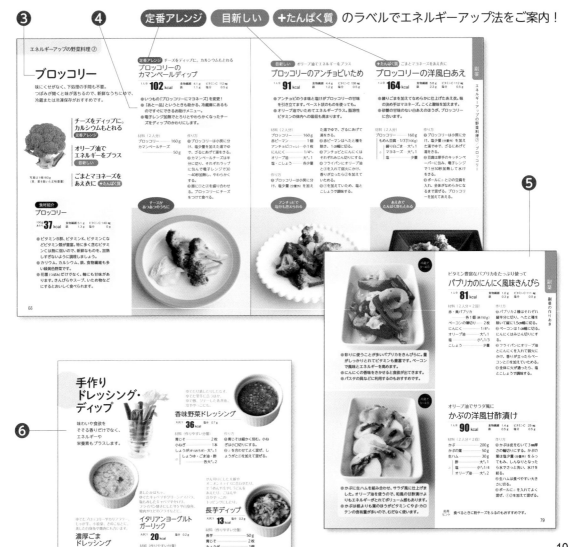

エネルギーアップの野菜料理⑦

ブロッコリー

味にくせがなく、下処理の手間も不要。
つぼみが開くと味が落ちるので、新鮮なうちにゆで、冷蔵または冷凍保存がおすすめです。

写真は1株160g
（栄、第5章いきと塩味量値）

チーズをディップに。カルシウムもとれる
定番アレンジ

オリーブ油でエネルギーをプラス
目新しい

ごまとマヨネーズをあえ衣に
＋たんぱく質

食材紹介
ブロッコリー

100g	**37**kcal	食物繊維 5.1g	ビタミンC 140mg
		鉄 1.3g	塩分 0g

● ビタミンB群、ビタミンK、ビタミンCなどビタミン類が豊富。特に多く含むビタミンCは熱に弱いので、新鮮なものをゆで、加熱しすぎないように調理しましょう。
● カリウム、カルシウム、鉄、食物繊維も多い緑黄色野菜です。
● 花蕾（つぼみ）だけでなく、軸にも甘味があります。きんぴらやスープ、いため物などにするとおいしく食べられます。

定番アレンジ チーズをディップに。カルシウムもとれる
ブロッコリーのカマンベールディップ

1人分 **102**kcal	食物繊維 4.1g	ビタミンC 132mg
	鉄 1.1g	塩分 0.6g

● いつもの「ブロッコリーにマヨネーズ」を変更！「あと一品」というときも助かる、冷蔵庫にあるのですぐにできるお助けメニュー。
● 電子レンジ加熱でとろりとやわらかくなったチーズをディップのかわりにします。

材料（2人分）
ブロッコリー………160g
カマンベールチーズ…………50g

作り方
① ブロッコリーは小房に分け、塩少量を加えた湯で、ざるにあげて湯をきる。
② カマンベールチーズは4分に切り、それぞれラップに包んで電子レンジで30～40秒加熱し、やわらかくする。
③ 器に①と②を盛り合わせる。ブロッコリーにチーズをつけて食べる。

チーズがあつあつのうちに

目新しい オリーブ油でエネルギーをプラス
ブロッコリーのアンチョビいため

1人分 **91**kcal	食物繊維 3.8g	ビタミンC 108mg
	鉄 1.2g	塩分 0.5g

● アンチョビのうま味と塩けがブロッコリーの甘味を引き立てます。ペースト状のものも使っても。
● オリーブ油でいためてエネルギープラス。脂溶性ビタミンの体内への吸収も高まります。

材料（2人分）
ブロッコリー………160g
赤ピーマン…………1個
アンチョビフィレ…小1枚
にんにく…………1/4片
オリーブ油…………大さじ1
塩・こしょう………各少量

作り方
① ブロッコリーは小房に分け、塩少量を加えた湯でゆでて、ざるにあげて湯をきる。
② 赤ピーマンはへたと種を除き、1cm幅に切る。
　アンチョビとにんにくはそれぞれみじん切りにする。
③ フライパンにオリーブ油と②を入れて弱火にかけ、香りが立ったら②を加えていためる。
④ ①を加えていため、塩とこしょうで調味する。

アンチョビで塩分も抑えられる

＋たんぱく質 ごまとマヨネーズをあえ衣に
ブロッコリーの洋風白あえ

1人分 **164**kcal	食物繊維 5.6g	ビタミンC 112mg
	鉄 2.3g	塩分 0.5g

● 練りごまを加えてなめらかに仕上げたあえ衣。味の決め手はマヨネーズ。こくと酸味が加わります。
● 豆腐の甘味のない白あえのほうが、ブロッコリーに合います。

材料（2人分）
ブロッコリー………160g
もめん豆腐…1/3丁(100g)
［練りごま…大さじ1
　マヨネーズ　大さじ1
　塩………少量］

作り方
① ブロッコリーは小房に分け、塩少量（分量外）を加えた湯でゆでて、ざるにあげて湯をきる。
② 豆腐は厚手のキッチンペーパーに包んで電子レンジで1分30秒加熱して水けをきる。
③ ボールに②と○の調味料を入れ、全体がなめらかになるまで混ぜる。ブロッコリーを加えてあえる。

あえ衣でたんぱく質もとれる

エネルギーアップの野菜料理⑦ ブロッコリー

❺

副菜の作りおき

豊富な3〜4日
ビタミン豊富なパプリカをたっぷり使って
パプリカのにんにく風味きんぴら

1人分 **81**kcal	食物繊維 0.8g	ビタミンC 111mg
	鉄 0.3g	塩分 0.15g

材料（2人分×2回）
赤・黄パプリカ
　　………各1個（各150g）
ベーコンの薄切り…2枚
にんにく………1/4片
オリーブ油………大さじ1
塩………小さじ1/3
こしょう………少量

作り方
① パプリカ2種はそれぞれ縦半分に切り、へたと種を除いて幅約1.5cm幅に切る。
② ベーコンは1cm幅に切る。にんにくはみじん切りにする。
③ フライパンにオリーブ油とにんにくを入れて弱火にかけ、香りが立ったらベーコンと①を加えていためる。
④ 全体に火が通ったら、塩とこしょうで調味する。

● 彩りに使うことが多いパプリカをきんぴらに。量がしっかりとれてビタミンも豊富です。ベーコンで風味とエネルギーを高めます。
● にんにくの香りをきかせると食欲が増します。
● パスタの具などに利用するのもおすすめです。

保存1週間
オリーブ油でサラダ風に
かぶの洋風甘酢漬け

1人分 **90**kcal	食物繊維 1.4g	ビタミンC 25mg
	鉄 0.5g	塩分 0.6g

材料（2人分×2回）
かぶ………200g
かぶの葉………50g
生ハム………30g
［酢………大さじ1
　塩………小さじ1/4
　オリーブ油…大さじ2］

作り方
① かぶは皮をむいて3mm厚さの輪切りにする。かぶの葉は4cm長さに切る。いずれも塩少量（分量外）をふり、しんなりとなったら水けをきる。
② 生ハムは食べやすい大きさに切る。
③ ボールに○を入れてよく混ぜ、①を加えてあえる。

● かぶに生ハムを組み合わせ、サラダ風に仕上げました。オリーブ油を使うので、和風の甘酢漬けよりもエネルギーがたされて塩分も少なめです。
● かぶは根より葉のほうがビタミンやβ-カロテンの含有量が多いので、むだなく使います。

高栄養ヒント 食べるときに粉チーズをふるのもおすすめです。

---

❻

手作りドレッシング・ディップ

味わいや食欲をそそる香りだけでなく、エネルギーや栄養素もプラスします。

ゆでたり蒸したりしたえだ豆、ゆでて皮と豆をつぶしたじゃがいも、ゆで卵、ソテーした魚介類に…。

香味野菜ドレッシング

36kcal	塩分 0.7g

材料（作りやすい分量）
青じそ………2枚
小ねぎ………2本
しょうが（おろし）…大さじ1
しょうゆ・ごま油・酢
　　………各大さじ2

作り方
① 青じそは細かく刻む。小ねぎは小口切りにする。
② ○を合わせてよく混ぜ、①を加えて混ぜる。

ゆでたブロッコリーやカリフラワー、せん切りにした大根やきゅうり、フライパンでソテーしたサラダ用の肉や魚に…。

濃厚ごまドレッシング

87kcal	塩分 0.4g

材料（作りやすい分量）
練り白ごま………大さじ2

せん切りにした大根やオニオンスライスに合わせたり、ゆでたキャベツやブロッコリー、ゆで卵、せん切りにしたきゅうりなどにかけたり。ごはんのトッピングや冷ややっこのソテーなどにも…。

イタリアンヨーグルトガーリック

20kcal	塩分 0.2g

材料（作りやすい分量）
トマト………40g
バジル………2枚
にんにく………1/2片
プレーンヨーグルト…1/4カップ

蒸したかぼちゃ、ゆでたキャベツやカリフラワー、ブロッコリーなど、ねぎやフライパンでソテーしたサラダ用の魚介に…。

長芋ディップ

13kcal	塩分 0.3g

材料（作りやすい分量）
長芋………50g
青じそ………2枚
みょうが………1個
しょうゆ（分量外）…1/2

※長芋としょうゆを混ぜるだけで完成。お好みでねぎなどを加えても。冷凍の保存食材にも使えるので、重宝します。

第3章：主食・一皿料理

　主食にたんぱく質食材や野菜も加えると、一皿で、エネルギーだけでなく栄養素も充実します**❼**。食材を変更したりプラスしたりの応用ヒント**❽**もあわせてご紹介します。

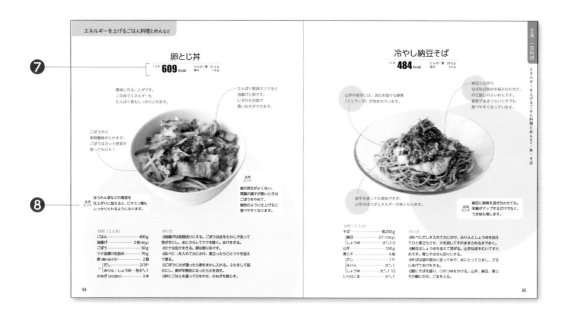

❼

❽

エネルギーを上げるごはん料理とめんなど

卵とじ丼
1人分 **609** kcal　たんぱく質 21.2g　塩分 1.9g

簡単に作ることができ、この丼でエネルギーもたんぱく質もしっかりとれます。

たんぱく質源はツナ缶と油揚げと卵です。いずれも安価で買いおきができます。

ごぼうから食物繊維がとれます。ごぼうはカット野菜を使ってもOK！

ほうれん草などの青菜を仕上がりに加えると、ビタミン類もしっかりとれるようになります。

応用ヒント
卵の具合がよくない、胃腸の調子が悪いときはごぼうをやめて、雑炊のように仕上げると食べやすくなります。

材料（2人分）
ごはん ……… 400g
油揚げ ……… 2枚(40g)
ごぼう ……… 50g
ツナ油漬け(缶詰め) ……… 70g
卵(割りほぐす) ……… 2個
だし ……… 2/3ｶ
みりん・しょうゆ 各大ｻ1
小ねぎ(小口切り) ……… 2本

作り方
①油揚げは短冊切りにする。ごぼうは皮をたわしで洗って笹がきにし、水にさらしてアクを除く。水けをきる。
②ナベに缶汁をきる。卵は割りほぐす。
③ナベに①を入れて火にかけ、煮立ったら①とツナを加えて煮る。
④ごぼうに火が通ったら卵をまわし入れ、ふたをして弱火にし、卵が半熟状になったら火を消す。
⑤器にごはんを盛って④をのせ、小ねぎを散らす。

冷やし納豆そば
1人分 **484** kcal　たんぱく質 20.0g　塩分 3.0g

納豆と山芋のねばねば食材を組み合わせた、のど越しのよいめんです。食欲があまりないときでも食べやすくなっています。

山芋や長芋には、消化を助ける酵素「アミラーゼ」が含まれています。

応用ヒント
納豆に卵黄を混ぜ合わせても、栄養がアップするだけでなく、うま味も増します。

接写を使っても美味ですが、山芋のほうがエネルギーが高くなります。

材料（2人分）
そば ……… 乾200g
納豆 ……… 2ｶ(100g)
しょうゆ ……… 大ｻ1/2
山芋 ……… 100g
青じそ ……… 6枚
だし ……… 1ｶ
みりん ……… 大ｻ1
しょうゆ ……… 大ｻ1 1/2
いり白ごま ……… 小ｻ1

作り方
①ナベにだしを入れて火にかけ、みりんとしょうゆを加えてひと煮立ちさせ、火を消してそのまま冷めるまでおく。
②納豆はしょうゆを加えて混ぜる。山芋は皮をむいてすりおろす。青じそはせん切りにする。
③そばは袋の表示に従ってゆで、水にとってさまし、ざるにあげて水けをきる。
④器にそばを盛り、①のつゆをかける。山芋、納豆、青じその順にのせ、ごまをふる。

94　95

第4章：汁物

　汁物も具だくさんにするとエネルギーや栄養素を補うことができます。口の中の具合が悪い、胃腸の調子が悪いなど、野菜が食べたいのに食べにくいときにもおすすめで、そのポイントを引き出し線でご紹介**❾**します。第3章と同様に、レパートリーが広がる応用ヒント**❿**もついています。

❾

❿

20

第5章：簡単おやつ

量がたくさん食べられないときは、おやつで補うのも手です。手作りならばエネルギーアップだけでなく、栄養素をプラスすることも期待できます。作りやすいことを第一にレシピをご紹介します。エネルギーアップのコツ⓫、応用ヒント⓬つき。

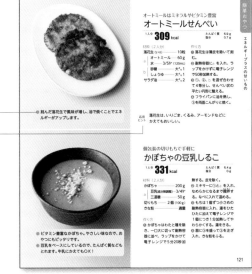

簡単おやつ

エネルギープラスの甘いもの

オートミールはミネラルやビタミン豊富
オートミールせんべい

1人分 **309** kcal ／ たんぱく質 6.9g ／ 塩分 0.7g

材料（2人分）
落花生（いり）……10粒
a オートミール……60g
　水……3/5カップ(120ml)
　砂糖……大さじ1
b しょうゆ……小さじ1
　サラダ油……大さじ2

作り方
① 落花生は薄皮を除いて刻む。
② 耐熱容器にaを入れ、ラップをかけずに電子レンジで50秒加熱する。
③ ①、②を混ぜ合わせて4等分し、せんべい状の平たい円形に整える。
④ フライパンにbの油を熱し、③を両面こんがりと焼く。

応用ヒント　落花生は、いりごま、くるみ、アーモンドなどにかえてもおいしい。

⓫ 刻んだ落花生で風味が増し、油で焼くことでエネルギーがアップします。

個包装の切りもちで手軽に
かぼちゃの豆乳しるこ

1人分 **331** kcal ／ たんぱく質 6.4g ／ 塩分 0g

材料（2人分）
かぼちゃ……200g
a 豆乳(成分無調整)……3/4カップ
　三温糖……50g
切りもち……2個(100g)
きな粉……適宜

作り方
① かぼちゃはわたと種を除き、一口大に切って耐熱容器に並べ、ラップをかけて電子レンジで5分20秒ほど熱する。皮を除く。
② ミキサーに①と a を入れ、なめらかになるまで撹拌する。b、なべに入れて温める。
③ もちは1個ずつ小さめの耐熱容器に入れ、浸るひたに加えて電子レンジで1個につき1分加熱してやわらかくする。湯を切る。
④ 器に ③ を盛って ② を注ぎ入れ、きな粉をふる。

◎ ビタミン豊富なかぼちゃ。やさしい味なので、おやつにもピッタリです。
◎ 豆乳をベースにしているので、たんぱく質などもとれます。牛乳にかえてもOK！

121

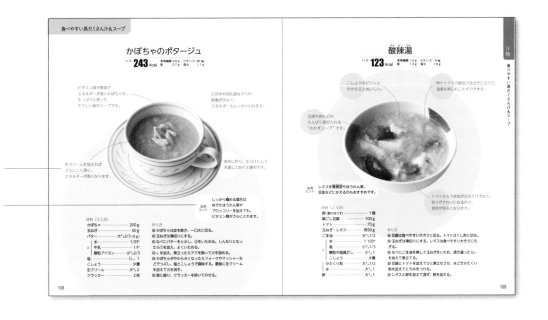

食べやすい具だくさん汁＆スープ

かぼちゃのポタージュ

1人分 **243** kcal　食物繊維 3.9g　ビタミンC 46mg
鉄 0.7g　塩分 1.1g

ビタミン類が豊富でエネルギーが高いかぼちゃを、たっぷりと使ったやさしい味のスープです。

口の中や消化器などへの刺激が少なく、エネルギーもしっかりとれます。

生クリームを加えればさらに濃く深く、エネルギーが高くなります。

多めに作り、小分けにして冷凍しておくと便利です。

応用ヒント　しっかり噛める場合はゆでたほうれん草やブロッコリーを加えても。ビタミン類がさらにとれます。

材料（2人分）
かぼちゃ……200g
玉ねぎ……50g
バター……大さじ2/3(8g)
水……1/2カップ
牛乳……1カップ
顆粒ブイヨン……小さじ2/3
塩……少々
こしょう……少々
生クリーム……大さじ2
クラッカー……2枚

作り方
① かぼちゃは皮を除き、一口大に切る。玉ねぎは薄切りにする。
② なべにバターをとかし、②をいため、しんなりとなったら水を加え、火にかける。
③ かぼちゃがやわらかくなったらフォークやマッシャーなどでつぶし、塩とこしょうで調味する。最後に生クリームを加えて火を止める。
④ 器に盛り、クラッカーを砕いてのせる。

108

汁物

酸辣湯（サンラータン）

1人分 **123** kcal　食物繊維 1.5g　ビタミンC 9mg
鉄 1.3g　塩分 1.6g

こしょうをピリッときかせるとおいしい。

加熱トマトの酸味で旨味が出るので、食事を楽しむことができます。

豆腐や卵などのたんぱく質がとれる"おかずスープ"です。

食べやすい具だくさん汁＆スープ

トマトから旨味が出るだけでなく、貼りがきれいになるので、食欲が増します。

応用ヒント　レタスを春菊菜やほうれん草、豆腐などにかえるのもおすすめです。

材料（2人分）
卵（割りほぐす）……1個
絹ごし豆腐……100g
トマト……75g
玉ねぎ・レタス……各50g
ごま油……大さじ1/2
水……1 1/2カップ
顆粒中国風だし……小さじ1/3
こしょう……少々
かたくり粉……大さじ1/2
水……大さじ1
酢……大さじ1

作り方
① 豆腐は食べやすい大きさに切る。トマトはくし形に切る。
② 玉ねぎは薄切りにする。レタスは食べやすい大きさにちぎる。
③ なべに ① と水を熱して玉ねぎを加え、煮立ったら ② を加えて煮る。
④ 豆腐とトマトを加えてひと煮立ちさせ、水どきかたくり粉を加えてとろみをつける。
⑤ レタスと卵を加えて混ぜ、酢を加える。

109

標準計量カップ・スプーンによる重量一覧 (g) 実測値

食品名	小さじ (5mL)	大さじ (15mL)	1カップ (200mL)	食品名	小さじ (5mL)	大さじ (15mL)	1カップ (200mL)
水・酒・酢	5	15	200	豆板醤・甜麺醤	7	21	−
あら塩（並塩）	5	15	180	コチュジャン	7	21	−
食塩・精製塩	6	18	240	オイスターソース	6	18	−
しょうゆ（濃い口・うす口）	6	18	230	ナンプラー	6	18	−
みそ（淡色辛みそ）	6	18	230	めんつゆ（ストレート）	6	18	230
みそ（赤色辛みそ）	6	18	230	めんつゆ（3倍濃縮）	7	21	240
みりん	6	18	230	ポン酢しょうゆ	6	18	−
砂糖（上白糖）	3	9	130	焼き肉のたれ	6	18	−
グラニュー糖	4	12	180	顆粒だしのもと（和洋中）	3	9	−
はちみつ	7	21	280	小麦粉（薄力粉・強力粉）	3	9	110
メープルシロップ	7	21	280	小麦粉（全粒粉）	3	9	100
ジャム	7	21	250	米粉	3	9	100
油・バター	4	12	180	かたくり粉	3	9	130
ラード	4	12	170	上新粉	3	9	130
ショートニング	4	12	160	コーンスターチ	2	6	100
生クリーム	5	15	200	ベーキングパウダー	4	12	−
マヨネーズ	4	12	190	重曹	4	12	−
ドレッシング	5	15	−	パン粉・生パン粉	1	3	40
牛乳（普通牛乳）	5	15	210	すりごま	2	6	−
ヨーグルト	5	15	210	いりごま	2	6	−
脱脂粉乳	2	6	90	練りごま	6	18	−
粉チーズ	2	6	90	粉ゼラチン	3	9	−
トマトピュレ	6	18	230	煎茶・番茶・紅茶 (茶葉)	2	6	−
トマトケチャップ	6	18	240	抹茶	2	6	−
ウスターソース	6	18	240	レギュラーコーヒー	2	6	−
中濃ソース	7	21	250	ココア（純ココア）	2	6	−
わさび（練り）	5	15	−	米（胚芽精米・精白米・玄米）	−	−	170
からし（練り）	5	15	−	米（もち米）	−	−	175
粒マスタード	5	15	−	米（無洗米）	−	−	180
カレー粉	2	6	−				

2017年1月改訂

- あら塩（並塩） ミニスプーン（1mL）＝1.0g
- 食塩・精製塩 ミニスプーン（1mL）＝1.2g
- しょうゆ ミニスプーン（1mL）＝1.2g

- 胚芽精米・精白米・玄米 1合（180mL）＝150g
- もち米 1合（180mL）＝155g
- 無洗米 1合（180mL）＝160g

第 1 章

主菜
定番のおかずをひとくふう

脂肪が多い肉はエネルギーが上がりますが、コレステロールも高くなりがちです。
一方、魚に多く含まれる油（EPA や DHA）は健康管理に役立ちます。
なにをどう食べるとコレステロール値を上げずにエネルギーがとれるかをご紹介します。
食べやすく飲み込みやすくなるレシピも考えました。

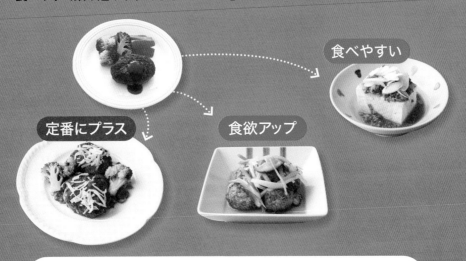

食べやすい

定番にプラス

食欲アップ

☆ 26 〜 45ページの色分けについて

定番にプラス 定番おかずにエネルギーと栄養素をプラスするレシピ

食欲アップ 食欲を高めて無理なくエネルギーと栄養素がとれるレシピ

食べやすい 噛（か）みやすく、胃腸にもやさしいアイデアレシピ

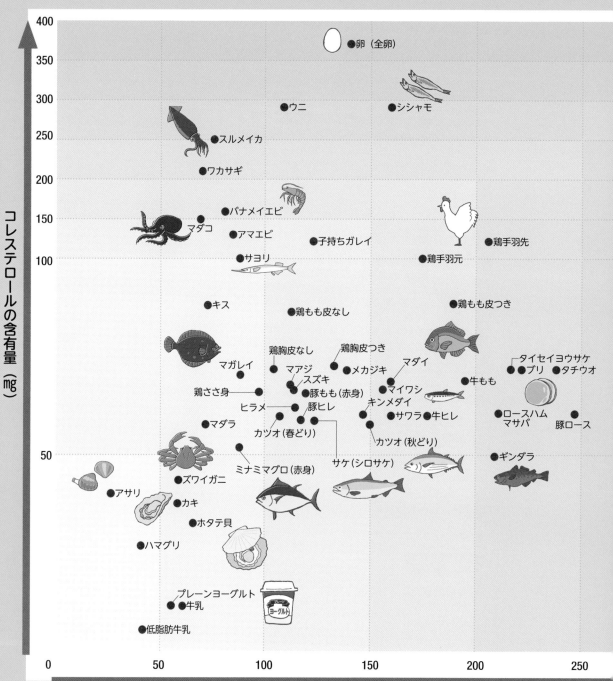

食材のエネルギーとコレステロールの含有量　可食部100ｇあたり

コレステロールの含有量（㎎）

- 卵（全卵）
- ウニ
- シシャモ
- スルメイカ
- ワカサギ
- バナメイエビ
- マダコ
- アマエビ
- 子持ちガレイ
- 鶏手羽先
- サヨリ
- 鶏手羽元
- キス
- 鶏もも皮なし
- 鶏もも皮つき
- マガレイ
- 鶏胸皮なし
- 鶏胸皮つき
- メカジキ
- マダイ
- タイセイヨウサケ
- ブリ
- タチウオ
- マアジ
- スズキ
- マイワシ
- 牛もも
- 鶏ささ身
- 豚もも（赤身）
- キンメダイ
- ヒラメ
- 豚ヒレ
- サワラ
- 牛ヒレ
- ロースハム
- マサバ
- 豚ロース
- マダラ
- カツオ（春どり）
- カツオ（秋どり）
- ミナミマグロ（赤身）
- サケ（シロサケ）
- ギンダラ
- ズワイガニ
- アサリ
- カキ
- ホタテ貝
- ハマグリ
- プレーンヨーグルト
- 牛乳
- 低脂肪牛乳

エネルギー（kcal）

0　　50　　100　　150　　200　　250

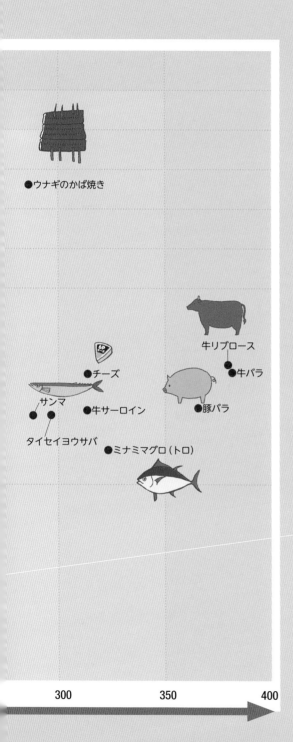

●ウナギのかば焼き

牛リブロース

●チーズ
　　　　　　　　　●牛バラ

サンマ

●牛サーロイン
タイセイヨウサバ
　　　　　　　　　●豚バラ

ミナミマグロ（トロ）

300　　　　　　350　　　　　　400

たんぱく質食材の選び方

　肉や魚、大豆・大豆製品、卵、牛乳などは、筋肉や骨を減らさないために重要なたんぱく質源です。選び方のポイントは次のとおりです。

肉のポイント

　エネルギーを上げるには、ヒレ肉よりもバラ肉、赤身肉よりも脂身つきの肉などのように、脂肪の量が多いほうが高エネルギーになります。しかし、高脂肪の肉はコレステロールを上げることがあり、食べすぎは要注意です。

魚のポイント

　魚も油が多い青背魚はエネルギーが高くなります。魚については、その油であるＥＰＡ（イコサペンタエン酸）やＤＨＡ（ドコサヘキサエン酸）などは生活習慣病の予防に役立つとされ、意識してとることがすすめられます。

その他のポイント

　コレステロールが高い食材も、たとえば卵などは、たんぱく質や鉄をはじめ、さまざまな栄養素をバランスよく含んでいます。火の通りが早いなど、調理上の利点もあります。１日１個を目安に、しっかり食べたい食材です。

❖❖❖❖❖❖❖❖❖❖❖❖❖❖❖❖

　エネルギーとコレステロール値の関係を分布にしてみました（**左図**）。エネルギーを上げるために、どの食材をどう食べたらよいか、無理なく食べられるアイデアもあわせて26㌻からご紹介します。

豚肉のしょうが焼き

豚肉は、糖質をエネルギーにかえるときに
不可欠なビタミンB₁を多く含みます。

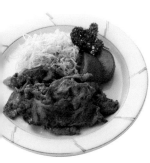

**さらにエネルギー
アップ！** 定番にプラス

**さっぱりと、
食べやすく** 食欲アップ

**量が食べられない
ときに** 食べやすい

定番おかず
豚肉のしょうが焼き

1人分 **305** kcal

たんぱく質	16.5g
塩分	1.0g

材料（2人分）

豚肩ロース薄切り肉
　　　　　　　　……… 180g
a ┌ しょうゆ・酒
　│　　　　　…… 各小さじ2
　│ しょうがの搾り汁
　└　　　　　　…… 小さじ1
サラダ油 ………… 大さじ1
キャベツ（せん切り）… 60g
トマト（くし形切り）…100g
パセリ ……………… 少量

作り方

❶豚肉にaをからめて10
分おく。
❷フライパンに油を熱し、
肉を汁けをきって入れ（つ
け汁はとっておく）、強火で
焼き色がつくまで焼く。中
火にし、中まで火を通す。
つけ汁をまわし入れ、肉に
からめる。
❸皿にキャベツと肉を盛り、
トマトとパセリを添える。

定番にプラス さらにエネルギーアップ！

豚肉の梅しそ薄衣焼き

1人分 **352** kcal

たんぱく質	18.0 g
塩分	0.9 g

● 豚肉にかたくり粉を薄くつけてカリッと焼くこと
で香ばしくなり、調味料のからみがよくなります。
● かたくり粉のエネルギーがプラスされ、焼き油や
豚肉の脂もむだなく摂取できます。
● 梅干しであっさり食べやすく、青じその香りで食
欲をアップさせます。

材料（2人分）

豚ロース薄切り肉 … 200g
a ┌ しょうゆ …… 大さじ1/2
　│ 酒 ……………… 小さじ1
　└ しょうが ……… 1/4かけ
かたくり粉 ………… 大さじ2
サラダ油 ………… 大さじ1
キャベツ ……………100g
青じそ ………………… 3枚
梅干し ……………… 1/2個

作り方

❶豚肉はaで下味をつけ、
かたくり粉を薄くまぶす。
❷キャベツと青じそはせん
切りにする。梅干しは包丁
でたたいて刻む。
❸フライパンに油を熱して
①を入れ、両面焼いて火を
通す。
❹器にキャベツを敷いて豚
肉を盛り、青じそと梅肉を
のせる。

香ばしさアップ　油を逃さない

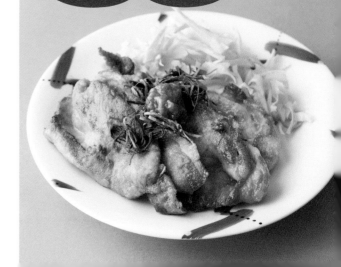

食欲アップ　さっぱりと、食べやすく
豚肉のくず打ちしゃぶしゃぶ

1人分 **304** kcal

たんぱく質　17.9 g
塩分　　　　0.9 g

●豚肉をくず打ちにすることで、のど越しがよくなり、飲み込みやすくなります。
●ここではポン酢しょうゆでさっぱりと仕立てましたが、ごま油を加えて香ばしくしたり、ごまだれにしたりするとエネルギーがアップします。

材料（2人分）

豚ロース薄切り肉 … 200 g
a｜塩 …………………… 少量
　｜酒 ………………… 大さじ1/2
くず粉※ ……………… 20 g
きゅうり ……………… 50 g
レタス ………………… 30 g
トマト（くし形切り）…小1/2個
ポン酢しょうゆ …… 大さじ1
※かたくり粉でもよい。

作り方

❶豚肉はaで下味をつける。
❷くず粉は包丁で細かく刻んで❶にまぶしつける。
❸きゅうりとレタスはせん切りにして混ぜ、水にさらして水けをきる。
❹湯を沸かして❷をゆでる。火が通ったら冷水にとってさまし、水けをきる。
❺器に❸と❹を盛り、トマトを添える。ポン酢しょうゆをかけて食べる。

飲み込みやすい

冷たくしてもおいしい

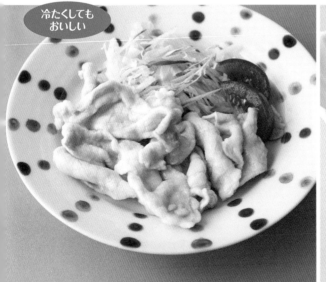

食べやすい　量が食べられないときに
ウナギのかば焼きとかぼちゃのさんしょう風味焼き

1人分 **259** kcal

たんぱく質　10.9 g
塩分　　　　1.3 g

●ウナギのかば焼きは豚ロース肉に負けないエネルギー。ビタミンB₁も多く含みます。
●抗酸化ビタミンが豊富なかぼちゃといっしょにいためると、食べごたえも栄養バランスもさらによくなります。
●やわらかく噛みやすい食材の組み合わせです。

材料（2人分）

ウナギのかば焼き … 100 g
かぼちゃ …… 皮つき80 g
ねぎ（斜め薄切り）…… 1/2本
ししとう（へたを除く）… 6本
サラダ油 …………… 大さじ1
a｜酒 …………… 大さじ1/2
　｜ウナギかば焼きのたれ
　｜………………… 大さじ1
粉ざんしょう ………… 適量

作り方

❶ウナギのかば焼きは2cm幅に切る。
❷かぼちゃは一口大に切る。ラップに包み、電子レンジで2分加熱する。
❸ししとうは縦半分に切って種を除き、半分に切る。
❹フライパンに油を熱してねぎをいため、❶、❸、❷の順に加えてはためる。
❺aを加えいため、汁けがとんだらさんしょうをふる。

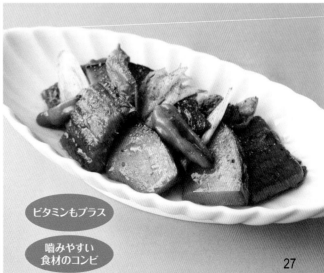

ビタミンもプラス

噛みやすい食材のコンビ

豚カツ

豚肉の部位は、脂質をほどよく含んで
エネルギーがとれるロースがおすすめ。

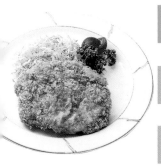

薄切り肉にかえて
噛みやすく 定番にプラス

胃に重たくない
揚げ物風に 食べやすい

ひき肉＋野菜で
やわらかく 食べやすい

定番おかず
豚カツ

1人分 **459** kcal　　たんぱく質　19.0g
　　　　　　　　　　　　塩分　　　　1.1g

材料（2人分）
豚ロース肉‥2枚 (180g)
塩 ………… ミニスプーン 1 1/3
こしょう ………… 少量
小麦粉 ………… 大さじ1
とき卵 ………… 1/2個分
パン粉 ………… 1/2カップ
揚げ油
キャベツ ………… 60g
ミニトマト ………… 2個
パセリ ………… 少量

作り方
❶豚肉は筋切りをし、肉たたきなどでたたく。元の形に整え、塩とこしょうで下味をつける。
❷①に小麦粉、とき卵、パン粉の順に衣をつけ、170℃の油でカラリと揚げる。
❸キャベツはせん切りにし、冷水にさらしてパリッとさせ、水けをきる。
❹皿に③と②を盛り、へたを除いて縦半分に切ったミニトマトとパセリを添える。

定番にプラス 薄切り肉にかえて噛みやすく
チーズサンド豚カツ

1人分 **495** kcal　　たんぱく質　24.7 g
　　　　　　　　　　　　塩分　　　　0.9 g

● チーズをはさむことで味に変化がつきます。カルシウムやビタミンB_2がとれるのも利点。
● 青じそは、バジルやタイムにかえてもおいしい。
● 豚薄切り肉を使って噛みやすくしますが、しゃぶしゃぶ用の薄い肉を使うとさらにやわらかに。

材料（2人分）
豚ロース薄切り肉
　 ………… 6枚 (200g)
a｜塩・こしょう … 各少量
プロセスチーズ …… 4切れ
青じそ ………… 4枚
小麦粉 ……… 大さじ2〜3
とき卵 ………… 1/2個
パン粉 ………… 適量
揚げ油
キャベツ ………… 2枚
トマト ………… 1/2個
パセリ ………… 適量

作り方
❶豚肉はa で下味をつける。
❷キャベツはせん切りにし、トマトはへたを除いてくし形に切る。
❸①の肉を3枚重ね、肉と肉の間にチーズと青じそをはさむ。
❹小麦粉、とき卵、パン粉の順に衣をつけ、170℃の油でカラリと揚げる。
❺器に④を盛り、②とパセリを添える。

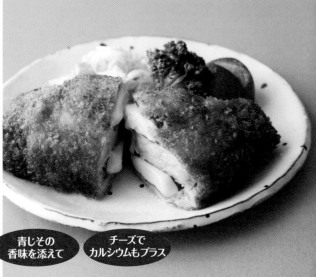

青じその
香味を添えて　　チーズで
カルシウムもプラス

食べやすい 胃に重たくない揚げ物風に
豚肉の油揚げ巻き焼き

1人分 **359** kcal	たんぱく質	18.7 g
	塩分	0.5 g

●油揚げを巻くだけで香ばしくエネルギーアップ。フライ衣をつける手間もありません。
●ねぎはグリーンアスパラにかえてもOK。梅肉は青じそにかえたり、練りがらしを塗ったりしてもおいしい。

材料（2人分）
豚ロース薄切り肉 … 150 g
a｜塩・こしょう … 各少量
油揚げ ………… 2枚（40 g）
ねぎ ……………… 30 g
梅干し …………… 1個
サラダ油 ……… 大さじ1 1/2
ブロッコリー（ゆでる）…50 g

作り方
❶豚肉はaで下味をつける。
❷ねぎはせん切りにし、梅干しは種を除いて刻む。
❸油揚げは3辺を切って1枚に開く。中表に置き、①を広げてのせ、②を手前に置いて端から巻く。巻き終わりをつまようじでとめる。
❹フライパンに油を熱して③を入れ、中に火が通るまで焼く。
❺つまようじを抜いて一口大に切る。器に盛り、ブロッコリーを添える。

油揚げを
衣がわりに

梅干しが
アクセント

食べやすい ひき肉＋野菜でやわらかく
やわらかメンチカツ

1人分 **498** kcal	たんぱく質	18.9 g
	塩分	1.2 g

●ひき肉にほぼ同量の野菜を入れ、よく混ぜると、やわらかな口当たりになって食べやすくなります。
●揚げ物なのでエネルギーもしっかり確保。
●衣をつけずにフライパンで焼いたり、トマト煮にしたりしても食べやすくなります。

材料（2人分）
牛豚ひき肉 ………… 150 g
キャベツ …………… 150 g
玉ねぎ ……………… 50 g
a｜生パン粉 ……… 1/2ｶｯﾌﾟ
　｜とき卵 ……… 1/2個
　｜塩 …………… 小さじ1/3
　｜こしょう ……… 少量
小麦粉 …………… 大さじ3
とき卵1/2個＋水 大さじ1
パン粉 …………… 適量
揚げ油
ベビーリーフ ………… 20 g

作り方
❶キャベツと玉ねぎはみじん切りにする。
❷ひき肉、①、aを合わせ、粘りけが出るまで混ぜる。4等分し、小判形に整える。
❸小麦粉、水を加えてといた卵、パン粉の順に衣をつけ、170℃の油で揚げる。
❹器に③を盛り、ベビーリーフを添える。

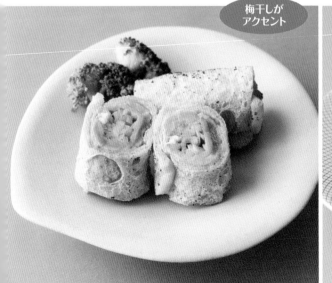

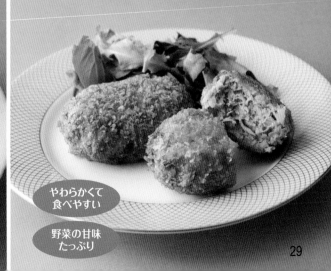

やわらかくて
食べやすい

野菜の甘味
たっぷり

鶏肉のソテー

鶏肉はくせがなく、どんな料理にも◎。
皮つきは加熱してもパサつかず、うま味が出ます。

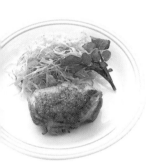

やさしい味で
栄養もプラス 定番にプラス

酸味と香りが
食欲をそそる 食欲アップ

食べやすい
スープ仕立てに
食べやすい

定番にプラス やさしい味で栄養もプラス
チキンピカタ

1人分 **360** kcal ／ たんぱく質 22.9 g ／ 塩分 1.0 g

●卵を衣に。やさしい味で食べやすく、フライにするよりもエネルギーと栄養がアップします。
●ハムやチーズをはさんでもおいしく、エネルギーもさらにアップ。
●ピカタがうまく作れないという人も、この作り方ならば失敗なし！

材料（2人分）
鶏もも肉（皮つき） ⋯⋯ 200 g
a 塩 ⋯⋯⋯⋯⋯ 小さじ1/4
　 こしょう ⋯⋯⋯⋯ 少量
小麦粉 ⋯⋯⋯⋯⋯ 大さじ2
b 卵 ⋯⋯⋯⋯⋯⋯ 1個
　 粉チーズ ⋯⋯⋯ 大さじ1
サラダ油 ⋯⋯⋯⋯ 大さじ1
ベビーリーフ ⋯⋯⋯⋯ 20 g

作り方
❶鶏肉は食べやすく切ってaをふり、小麦粉をまぶす。
❷bを混ぜて衣を作る。
❸フライパンに油を熱し、鶏肉を火が通るまで両面焼く。端に寄せ、あいた所に②の衣を1/8量ずつ4か所に流し、鶏肉をのせる。
❹衣がかたまったら残りの衣を等分にかけ、裏返して焼く。ベビーリーフとともに器に盛る。

定番おかず
鶏肉のソテー

1人分 **212** kcal ／ たんぱく質 13.9 g ／ 塩分 0.8 g

材料（2人分）
鶏もも肉（皮つき）⋯160g
塩 ⋯⋯⋯⋯⋯ ミニスプーン1
こしょう ⋯⋯⋯⋯ 少量
サラダ油 ⋯⋯⋯⋯ 大さじ1
キャベツ ⋯⋯⋯⋯ 60g
クレソン ⋯⋯⋯⋯ 少量

作り方
❶鶏肉は塩、こしょうで下味をつける。
❷キャベツはせん切りにし、冷水にさらしてパリッとさせ、水けをきる。
❸フライパンに油を熱して①を入れ、両面を色よく焼き、火を弱めて中まで火を通す。
❹皿に②のキャベツと③の鶏肉を盛り、クレソンを添える。

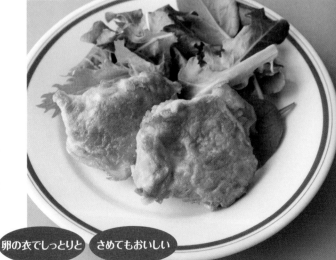

卵の衣でしっとりと　さめてもおいしい

食欲アップ 酸味と香りが食欲をそそる

チキンソテー
フレッシュトマトソース

1人分 **282** kcal

たんぱく質 17.3 g
塩分 0.9 g

● カリカリに焼いた鶏肉に、トマトの酸味とバジル、にんにくの風味のソースをかけてエネルギーアップ。香味豊かで、さっぱりと食べられるのもうれしい。
● 鶏肉を豚肉にかえてもおいしくできます。

材料（2人分）

鶏もも肉（皮つき）…… 200 g
a｜塩・こしょう … 各少量
オリーブ油 ……… 大さじ1/2
トマト …………… 1/2個
にんにく（みじん切り）…1/4かけ
バジル（みじん切り）…… 2枚
　｜オリーブ油 …… 大さじ1
　｜塩 ………… 小さじ1/4
b｜こしょう ……… 少量
　｜レモン果汁（好みで）
　｜ …………… 小さじ1

作り方

①鶏肉はaで下味をつける。
②トマトはへたを除いて1㎝のさいの目に切る。
③ボールにbを入れて混ぜ、②、にんにく、バジルを加えてあえる。
④フライパンにオリーブ油を熱し、①を入れて両面こんがりと焼く。
⑤④を食べやすく切って器に盛り、③をかける。

食べやすい 食べやすいスープ仕立てに

チキンと野菜の洋風やわらか煮

1人分 **311** kcal

たんぱく質 20.0 g
塩分 1.8 g

● 鶏肉と野菜をやわらかく煮て、スープで仕上げます。
● 刺激が少ないので食べやすく、じゃが芋を加えることでエネルギーアップに。
● 牛乳や生クリームを加えてクリーム味にしてもおいしく、エネルギーもさらにアップします。

材料（2人分）

鶏もも肉（皮つき）……200 g
塩 ………………… ミニスプーン1
こしょう ………… 少量
玉ねぎ（くし形切り） … 100 g
じゃが芋 ………… 1個
サラダ油 ………… 大さじ1
a｜固形ブイヨン1個＋湯
　｜ …………… 1カップ
　｜塩 ………… 小さじ1/4
ブロッコリー（かためにゆでる）
　 …………… 60 g

作り方

①鶏肉は一口大に切り、塩とこしょうで下味をつける。
②じゃが芋は皮をむいて一口大に切り、水にさらす。水けをきる。
③なべに油を熱して鶏肉の表面を焼き、玉ねぎを加えていためる。aとじゃが芋を加え、芋がやわらかくなるまで煮る。
④ブロッコリーを加えて軽く煮る。

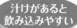
汁けがあると飲み込みやすい

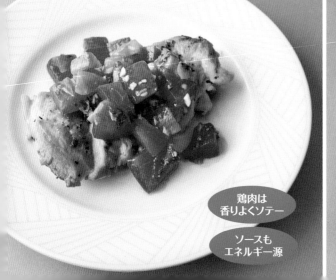
鶏肉は香りよくソテー
ソースもエネルギー源

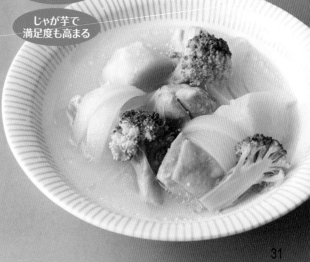
じゃが芋で満足度も高まる

鶏肉のから揚げ

表面はかりっと、中はジューシーに。
鶏肉のうま味を堪能する揚げ物です。

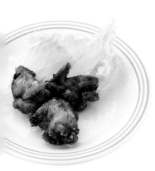

**衣を厚くして
エネルギーアップ**
定番にプラス

厚衣揚げをさっぱりと
食欲アップ

**噛むと簡単に
くずれるひき肉団子に**
食べやすい

定番おかず
鶏肉のから揚げ

1人分 **251** kcal ／ たんぱく質 14.8 g ／ 塩分 1.0 g

材料（2人分）
鶏もも肉（皮つき）…… 160g
a
　しょうがの搾り汁 …… 小さじ1
　にんにく（すりおろす）…… ミニスプーン 1 1/3
　しょうゆ …… 小さじ2
　酒 …… 小さじ1
b
　小麦粉 …… 大さじ2
　かたくり粉 … 大さじ1/2
揚げ油
レタス …………… 30g

作り方
❶鶏肉は一口大に切り、aをからめて30分ほどおく。
❷bを混ぜ合わせて①に加え、全体にからめる。
❸170〜180℃に熱した油で②を揚げ、最後に温度を上げてカラリと揚げる。
❹器にレタスを敷いて③を盛る。

定番にプラス　衣を厚くしてエネルギーアップ
鶏肉の厚衣揚げ

1人分 **497** kcal ／ たんぱく質 24.1 g ／ 塩分 1.5 g

● 衣作りに少し手間がかかりますが、カリッとおいしく仕上がります。豚肉や白身魚にも合います。
● 衣の小麦粉を米粉にしたり、黒こしょうやドライのハーブなどを加えたりすると、また違った味に。

材料（2人分）
鶏もも肉（皮つき）…… 250 g
a
　しょうゆ …… 大さじ2/3
　酒 …… 大さじ1/2
　砂糖 …… 小さじ2/3
　おろししょうが・おろしにんにく各小さじ1/2
　塩 …… 小さじ1/4弱
　こしょう …… 少量
b
　ごはん …… 15 g
　卵 …… 小さじ1/2
　ごま油 …… 小さじ2/3
c
　かたくり粉 …… 大さじ3
　小麦粉 …… 大さじ2/3
揚げ油
ミニトマト2個　パセリ適量

作り方
❶鶏肉は一口大に切り、aを混ぜ合わせてからめ、5〜10分おく。
❷ボールにbを入れてよく混ぜ、cをふり入れてさらによく混ぜる（衣）。
❸①に②の衣をつけて170℃の油で揚げ、最後に温度を上げてカラリと揚げる。
❹器に盛り、へたを除いて縦半分に切ったミニトマトとパセリを添える。

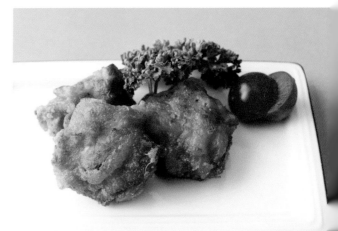

ごはんを加えた厚衣で　　豚肉や白身魚にも合う

食欲アップ 厚衣揚げをさっぱりと

鶏肉の厚衣揚げ
薬味ソースかけ

1人分 **554** kcal

たんぱく質 24.5 g
塩分 2.5 g

- 単調になりがちな鶏肉のから揚げに、薬味たっぷりのソースをかけます。味の変化だけでなく、さっぱりと食べられます。
- 薬味ソースはゆでた野菜との相性もよし。野菜不足の解消にもなります。

材料（2人分）

鶏肉の厚衣揚げ (32ジー)
.... 2人分
青梗菜 1/4株
a
｜ しょうゆ 大さじ1/2
｜ ごま油 大さじ1
｜ 小ねぎ (小口切り)
.... 小さじ1
｜ しょうが (みじん切り)
.... 小さじ1/2
｜ にんにく (みじん切り)
.... 小さじ1/2
｜ 豆板醤 小さじ1/2

作り方

①青梗菜は葉と茎に切り分け、塩・サラダ油各少量を加えた湯でゆで、湯をきる。

②aは混ぜ合わせる。

③器に青梗菜を敷き、鶏肉の厚衣揚げを盛り、②の薬味ソースをかける。

ごま油入りの
薬味ソース

変化に富んだ
味わいに

食べやすい 噛むと簡単にくずれるひき肉団子に

山芋入り肉団子

1人分 **277** kcal

たんぱく質 13.9 g
塩分 0.8 g

- 鶏もも肉をひき肉にかえて。やわらかく噛みやすいので、口の中の状態や歯の調子が悪いときでも食べられます。
- 肉団子は冷凍保存が可能。多めに作りおいても。
- しょうゆベースのあんをかけると飲み込みやすい。

材料（2人分）

鶏ひき肉 .... 150 g
山芋 .... 50 g
a
｜ ねぎ (みじん切り)
.... 大さじ1
｜ しょうが (すりおろす)
.... 小さじ1
｜ しょうゆ 小さじ1
｜ 酒 小さじ1
かたくり粉 大さじ3
揚げ油
キャベツ (せん切り) 2枚
パセリ .... 適量

作り方

①山芋は皮をむき、5mmのさいの目に切る。

②ボールに鶏ひき肉と①を入れ、aを加えて混ぜる。かたくり粉を加えてよく混ぜ、6等分してボール状に丸める。

③170℃に熱した油でカラリと揚げる。

④器に③を盛り、キャベツとパセリを添える。

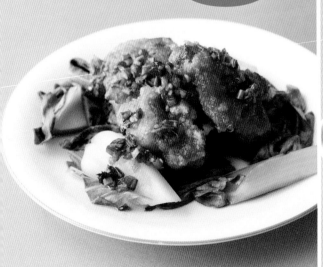

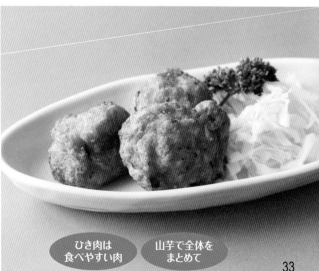

ひき肉は
食べやすい肉

山芋で全体を
まとめて

33

マグロの刺し身

マグロは刺し身がおすすめ。
刺し身は消化がよい食べ方でもあります。

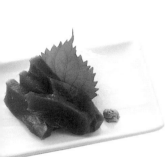

**濃厚でくせがない
アボカドをプラス**
定番にプラス

**山芋と卵黄で
食べごたえ充分**
定番にプラス

**噛まなくても
食べられる食材利用**
食べやすい

定番おかず
マグロの刺し身

1人分 **81** kcal	たんぱく質	14.6 g
	塩分	0.1 g

材料（2人分）
マグロ赤身（刺し身用さく）
························ 130g
大根 ···················· 60g
青じそ ················· 2枚
練りわさび ············· 適量

作り方
❶マグロは6〜7mm厚さに切る。
❷大根はかつらむきにし、きっちりと巻き戻して端からせん切りにする。冷水にさらしてパリッとさせ、水けをきる。
❸皿に②、青じそ、①を盛り、わさびを添える。

定番にプラス 濃厚でくせがないアボカドをプラス
マグロとアボカドののり巻き

1人分 **114** kcal	たんぱく質	12.8 g
	塩分	0.7 g

●あっさりとした刺し身に、魚介類にも負けないエネルギー補給ができるアボカドを組み合わせます。
●森のバターと呼ばれるほど濃厚なアボカドですが、くせがないので、食欲がないときも食べやすい食材です。

材料（2人分）
マグロ赤身（刺し身用さく）
···················· 100g
アボカド ·············· 1/4個
焼きのり ·············· 全型1枚
青じそ ················· 4枚
しょうゆ ········· 大さじ1/2
練りわさび ··········· 適量

作り方
❶マグロは短冊切りにする。
❷アボカドは種と皮を除き、縦に1cm厚さに切り、長さを半分に切る。
❸のりは4等分に切り、青じそを1枚ずつ敷き、①と②を等分にのせて巻く。
❹わさびじょうゆをつけて食べる。

刺し身に
エネルギープラス

アボカドで
栄養素充実

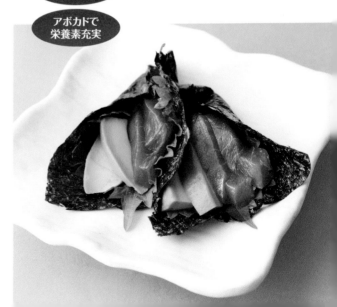

定番にプラス 山芋と卵黄で食べごたえ充分
マグロの山かけ　卵黄のせ

1人分 **164** kcal　　たんぱく質　15.2 g　塩分　0.9 g

- ●山芋は長芋よりもエネルギーが高く、強い粘りけも特徴です。
- ●卵は濃厚な卵黄だけを使います。卵白は冷凍保存できます。
- ●刺し身はブリ、カンパチ、アジなどにかえても美味です。

材料（2人分）
マグロ赤身 (刺し身用さく)
………………… 100 g
山芋 ………………… 80 g
卵黄 ………………… 2個
小ねぎ ……………… 2本
しょうゆ・練りわさび
………………… 各適量

作り方
❶マグロはぶつ切りにする。
❷山芋は皮をむいてすりおろす。小ねぎは小口切りにする。
❸器にマグロを盛り、山芋をかけて卵黄をのせ、小ねぎをふる。
❹わさびじょうゆをかけて食べる。

食べやすい 噛まなくても食べられる食材利用
マグロのすき身の納豆あえ

1人分 **116** kcal　　たんぱく質　15.3 g　塩分　0.7 g

- ●すき身は噛まなくても食べられる、歯が悪い人にもうれしい鮮魚です。
- ●中落ちを使ってもOK。
- ●納豆とあえるとまとまりやすくなり、のど越しがよくなります。ひき割り納豆を使うのもおすすめします。

材料（2人分）
マグロのすき身 …… 100 g
納豆 ……………… 1パック(50 g)
しょうゆ ………… 大さじ1/2
練りがらし ………… 適量
小ねぎ …………… 2本
いり白ごま ……… 小さじ1

作り方
❶小ねぎは小口切りにする。
❷納豆はしょうゆとからしを加えて混ぜ、マグロを加えてさらに混ぜる。
❸器に盛り、小ねぎと白ごまをふる。

粘りけが強い
山芋で

卵黄で
こくを足す

すき身を
主菜クラスに

納豆で
まとまりよく

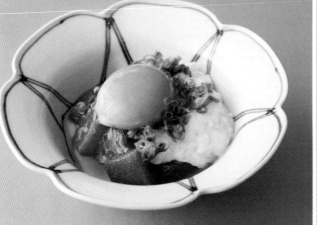

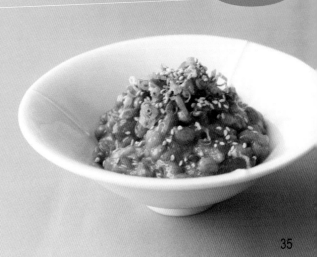

焼きギョーザ

ひき肉と野菜のうま味を皮に包んで閉じ込めます。
皮のエネルギーや栄養もとれます。

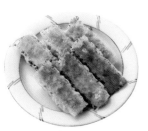

野菜入りでさっぱりと
定番にプラス

油のこくとエネルギーをプラス 定番にプラス

やわらかくて飲み込みやすい 食べやすい

☆肉だねの作り方

材料（2人分）

豚ひき肉	150g	砂糖	小さじ1/2
┌ キャベツ	80g	オイスターソース・ごま油	
└ 塩	小さじ1/2		各小さじ2
にら	40g	にんにく・しょうが（各すり	
しょうゆ	小さじ1	おろし）	各小さじ1/2

定番にプラス 野菜入りでさっぱりと

具だくさんギョーザ

1人分 **338** kcal

たんぱく質　15.2g
塩分　　　　2.4g

● 野菜たっぷりのギョーザはさっぱりとしていて食べやすく、エネルギーがとれます。
● 具がたっぷり入るように、皮2枚を重ねて作ります。
● たれはお好みですが、酢・ごま油をベースに、辣油やときがらしを加えるなどお好みで。

材料（2人分）

肉だね（上記） …………2人分
ギョーザの皮 …………12枚
サラダ油 ………大さじ1 1/2

作り方

❶ギョーザの皮1枚を広げ、肉だねの1/6量をのせる。皮の縁に水をつけ、上からもう1枚を重ね、縁を閉じる。同様にあと5個作る。
❷フライパンに油を熱して①を入れ、両面に焼き色をつける。水1/4ｶｯﾌﾟを加え、ふたをして焼く。最後にふたをはずして水けをとばす。

定番おかず

焼きギョーザ

1人分 **315** kcal

たんぱく質　14.9g
塩分　　　　1.1g

材料（2人分）

豚ひき肉 …………140g
しょうが（すりおろす）
　　　　………1/2ｶｹﾗ分
にら …………………20g
白菜 ………………160g

a ┌ 酒 …………小さじ1
　│ 顆粒鶏がらだし
　│ 　………小さじ2/3
　│ かたくり粉…小さじ1 1/3
　│ ごま油 ……小さじ1/2
　│ こしょう ……少量
　└ 塩 ……ミニスプーン1

ギョーザの皮 ………12枚
サラダ油 ………小さじ2

作り方

❶にらは5mm幅に切る。白菜はみじん切りにし、塩少量（分量外）をふってしんなりとなったら水けを絞る。
❷ボールにひき肉としょうが、①、aを合わせ、粘りけが出るまで混ぜる。
❸ギョーザの皮1枚に②のたね1/12量を細長くのせ、皮の両端を折りたたんで重なった部分に水をつけて棒状に包む。残りも同様に。
❹フライパンに油を熱し、③を並べ、底がきつね色になったら水1/4ｶｯﾌﾟを加えてふたをし、蒸し焼きにする。水分が少なくなったらふたをはずし、パリッとなるまで焼く。

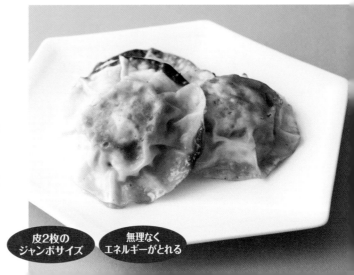

皮2枚の
ジャンボサイズ

無理なく
エネルギーがとれる

作り方
❶キャベツはみじん切りにし、塩を
ふって水けを絞る。にらは4mm幅に
切る。
❷ボールにすべての材料を入れ、粘
りけが出るまでよく混ぜる。

定番にプラス 油のこくとエネルギーをプラス
揚げギョーザ

1人分 **409** kcal　　たんぱく質　14.5 g
　　　　　　　　　　　塩分　　　　2.4 g

●具だくさんギョーザと同じ肉だねですが、揚げる
とまったく違った味わいが楽しめます。
●香ばしく揚げてエネルギーもアップ。
●酢じょうゆのほか、84〜85ｼﾞの香味野菜ドレッシ
ングやタイ風ナンプラードレッシングも合います。

材料（2人分）
肉だね（上記）………… 2人分
ギョーザの皮 ………… 8枚
揚げ油

作り方
❶ギョーザの皮1枚を広げ、
肉だねの1/8量をのせる。
皮の縁に水をつけ、左右を
内側に合わせて閉じ、上下
を少し折りたたんで閉じる。
同様にあと7個作る。
❷170℃の油で揚げる。

揚げ物の
こくをプラス

つけだれを
かえても

食べやすい やわらかくて飲み込みやすい
水ギョーザ

1人分 **273** kcal　　たんぱく質　14.8 g
　　　　　　　　　　　塩分　　　　2.4 g

●あっさりとしていてのど越しがよく、やわらかい
ので、口の状態がよくないときや歯の治療中、胃
腸の手術後なども食べられます。
●酢の酸味がしみるときは、しょうゆとごま油のた
れがおすすめ。
●小さな子どもも食べやすいギョーザです。

材料（2人分）
肉だね（上記）………… 2人分
ギョーザの皮 ………… 10枚

作り方
❶ギョーザの皮1枚を広げ、
肉だねの1/10量をのせる。

皮の縁に水をつけて半分に
折り、ひだをつけながら閉
じる。同様にあと9個作る。
❷なべに湯を沸かし、②を
入れて浮いてくるまでゆで
る。湯をきる。

やわらかく、
しっかり噛める

口の中や胃腸が
不調なときも◎

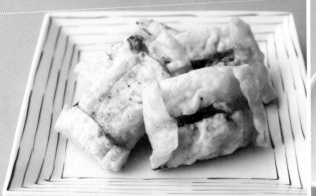

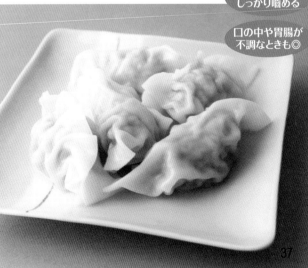

サケの塩焼き

新鮮な魚はシンプルな味つけで食べるのが
いちばんです。

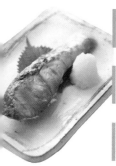

小麦粉でうま味を
閉じ込める （定番にプラス）

サクサクのかき揚げに
（食欲アップ）

じゃが芋でボリュームアップ
（食べやすい）

（定番おかず）
サケの塩焼き

1人分 **189** kcal	たんぱく質 19.6g
	塩分 1.8g

材料（2人分）

甘塩ザケ ……2切れ（200ｇ）
おろし大根 …………… 80ｇ
青じそ ………………… 2枚

作り方

❶焼き網を熱し、サケを盛
りつけたときに表になる側
を下にして置き、中火で約
5分焼く。
❷焼き色がついたら裏返し、
さらに5分焼いて火を通す。
❸皿に青じそを敷き、①を
盛り、おろし大根を添える。

（定番にプラス） 小麦粉でうま味を閉じ込める
サケのなべ照り焼き

1人分 **254** kcal	たんぱく質 20.4 g
	塩分 1.1 g

●サケに小麦粉を薄くつけて香ばしく焼けば、エネ
ルギーが上がるだけではなく、サケのうま味を閉
じ込めることもできます。
●しょうゆとみりんの味はごはんにもよく合い、箸
が進みます。
●つけ合わせはβ-カロテンが豊富な緑黄色野菜に。

材料（2人分）

生ザケ ……2切れ（200ｇ）
小麦粉 ……………… 大さじ2
かぼちゃ ……… 皮つき50ｇ
ピーマン ……………… 1個
サラダ油 …………… 大さじ1

a しょうゆ …… 大さじ2/3
　 みりん ……… 大さじ2/3
　 酒 ………… 大さじ1/2

作り方

❶かぼちゃは3㎜幅のくし
形に切る。ピーマンはへた
と種を除いて一口大に切る。
❷サケは小麦粉をまぶしつ
ける。
❸フライパンに油を熱し、
サケと①を焼いて火を通す。
❹サケによい焼き色がつい
たら、aを加えて味をから
める。

（小麦粉で
エネルギープラス）

（ごはんが進む
甘辛味）

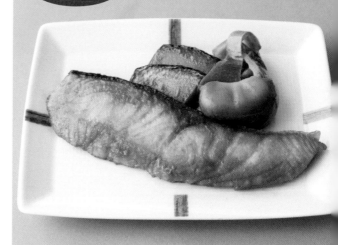

食欲アップ　サクサクのかき揚げに
サケのかき揚げ

1人分 **469** kcal

たんぱく質　21.4 g
塩分　　　　0.6 g

● サケはフライだけでなく、かき揚げにしてもおいしい。甘味が出る玉ねぎと香り豊かな三つ葉を組み合わせました。
● 市販の天ぷら粉を使って。手間が省け、失敗なく揚げ上がります。
● 天つゆか抹茶塩を添えて。

材料（2人分）
生ザケ	2切れ (200 g)
塩	少量
酒	小さじ1
玉ねぎ	小1/2個
三つ葉	10 g
天ぷら粉 (市販品)	1/3カップ
揚げ油	

作り方
❶ サケは一口大のそぎ切りにし、塩と酒をふる。
❷ 玉ねぎはくし形切りに、三つ葉は3cm長さに切る。
❸ ①と②を合わせ、てんぷら粉大さじ2 (分量外) を加えて混ぜる。
❹ 分量のてんぷら粉に、袋の表示に従って水を加え、混ぜる (衣)。③に加えてからめる。
❺ 揚げ油を170℃に熱し、④を1/6量ずつまとめて入れ、カラリと揚げる。

食べやすい　じゃが芋でボリュームアップ
サケのチーズホイル焼き

1人分 **189** kcal

たんぱく質　22.4 g
塩分　　　　0.9 g

● じゃが芋を加えてエネルギーアップ。甘味も加わってやさしい味に仕上がります。
● 食欲のないときや、口の中の状態があまりよくないときにおすすめです。
● チーズのこくがあるのでレモン汁などをかけなくてもおいしい。酸味の刺激も控えられます。

材料（2人分）
生ザケ	2切れ (200 g)
塩	少量
酒	大さじ1/2
玉ねぎ	50 g
ピーマン	1/2個
サラダ油	小さじ1/2
とろけるチーズ	30 g

作り方
❶ サケは塩と酒をふる。
❷ 玉ねぎは薄切りにし、ピーマンはへたと種を除いてせん切りにする。
❸ アルミ箔を広げ、油を薄く塗って①のサケを置き、②とチーズをのせる。アルミ箔をきっちりと包む。
❹ フライパンを火にかけて③を入れ、サケに火が通るまで蒸し焼きにする。

しっとりやわらかな
蒸し焼き

チーズで
味わい深く

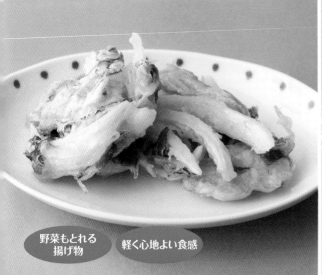

野菜もとれる
揚げ物

軽く心地よい食感

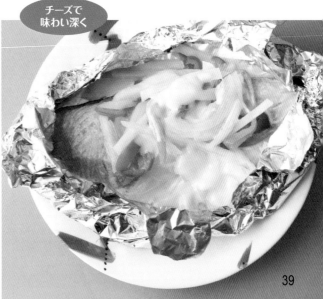

ハンバーグ

牛肉と豚肉のうま味が楽しめます。
まとめたりそぼろにしたりと、便利に使えます。

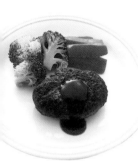

トマトの汁けで
食べやすく 定番にプラス

肉団子にして揚げる
食欲アップ

ひき肉をあんの
具にする 食べやすい

定番おかず
ハンバーグ

1人分 **311** kcal たんぱく質 14.2g / 塩分 1.9g

材料（2人分）
- 牛豚ひき肉 ………… 130 g
- 玉ねぎ ……………… 60 g
- a
  - パン粉 ………… 大さじ2
  - とき卵 ……… 1/2個分
  - 塩 ………… ミニスプーン1
  - ナツメグ ………… 少量
- サラダ油 ………… 大さじ1
- b
  - トマトケチャップ ………… 大さじ1
  - ウスターソース … 大さじ1
- にんじん …………… 60 g
- c
  - バター …… 小さじ1（4g）
  - 砂糖 ………… 小さじ1
  - 水 ………… 1/2カップ弱
- ブロッコリー（ゆでる）100 g

作り方
❶玉ねぎはみじん切りにしてラップに包み、電子レンジで1分加熱する。
❷にんじんは細長く切ってcとともに小なべに入れて煮立て、弱火にしてやわらかくなるまで煮る。
❸ボールに①と a、ひき肉を入れてよく粘り混ぜ、等分にして小判形にまとめる。
❹フライパンに油を熱して③を入れて両面を焼き、中まで火を通し、とり出す。
❺④のフライパンにbを入れて煮立てる（ソース）。
❻皿に④を盛って⑤をかけ、ブロッコリーと②を添える。

定番にプラス トマトの汁けで食べやすく
ハンバーグのトマトチーズ煮

1人分 **471** kcal たんぱく質 20.4 g / 塩分 1.8 g

- ●ひき肉が少しぼそぼそするときは、トマト煮で汁けを添えると食べやすくなります。
- ●トマトの酸味でうま味も増し、食欲アップの効果もあり。まとめ作りして冷凍保存も可能。
- ●チーズでエネルギーをプラスします。

材料（2人分）
- 牛豚ひき肉 ………… 200 g
- 玉ねぎ …………… 100 g
- サラダ油 ……… 大さじ1/2
- a
  - パン粉・牛乳 …各大さじ2
  - 卵 ………………… 1/2個
  - 砂糖・塩 …… 各小さじ1/4
  - こしょう ………… 少量
- サラダ油 ………… 大さじ1
- b
  - トマト（水煮缶詰め）…200 g
  - 塩 ………… 小さじ1/4
  - こしょう ………… 少量
  - ロリエ ………… 1/2枚
- とろけるチーズ ……… 40 g
- ブロッコリー（ゆでる）… 70 g

作り方
❶玉ねぎはみじん切りにし、油でいためる。
❷ボールにひき肉、①、aを入れて練り混ぜ、4等分にして平たい円形に整える。
❸フライパンに油を熱し、②を入れて両面を焼く。八分どおり火が通ったらbを加えて煮る。
❹チーズを加えてふたをし、蒸し焼きにする。
❺器に盛り、ブロッコリーを添える。

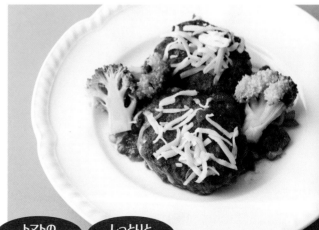

トマトの
うま味を利用

しっとりと
食べやすい

肉団子の甘酢あんかけ

食欲アップ　肉団子にして揚げる

1人分 **368** kcal

たんぱく質　19.5 g
塩分　　　　1.4 g

● 一口大にして揚げるとエネルギーアップだけでなく、香ばしさが増して食欲をそそります。
● 甘酢あんをからめると、のどの通りもなめらかになります。食べにくいなら野菜は省いてもOK。

材料（2人分）

牛豚ひき肉 ………… 200 g
　┌ ねぎ（みじん切り）… 20 g
　│ おろししょうが1/2かけ分
　│ 卵 ……………………1個
a │ 酒 ………………… 小さじ1
　│ かたくり粉 …大さじ1 1/2
　└ しょうゆ ……… 小さじ1
揚げ油
ねぎ 30 g　にんじん 20 g
生しいたけ ………………1個
　┌ 酢…大さじ1　水…1/2カップ
b │ しょうゆ ……… 小さじ1
　└ 酒・砂糖 …… 各大さじ1/2
c ┌ かたくり粉 …… 小さじ1
　└ 水 ………………… 小さじ2

作り方

❶にんじん、石づきを除いたしいたけ、ねぎはそれぞれせん切りにする。
❷ひき肉はaを加えてよく練り混ぜ、10等分して平たい団子に形を整える。160℃の油で揚げる。
❸なべにbを入れて煮立て、①を加えて煮る。②を加え、cを加えてとろみをつける。

油の香味で
食欲もアップ

甘酢あんで
のど越しよく

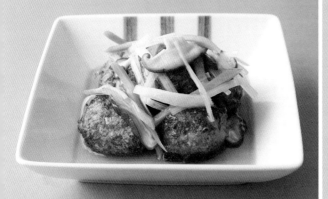

豆腐のひき肉あんかけ

食べやすい　ひき肉をあんの具にする

1人分 **248** kcal

たんぱく質　18.4 g
塩分　　　　1.0 g

● 歯の調子が悪いときや口の状態が悪いとき、手術後などに。ひき肉のうま味をあんに閉じ込めます。
● とろりとしたあんが豆腐にからみ、食べごたえのある主菜になります。
● 薬味のねぎは、おろししょうがや刻んだゆずにかえると、また違った香味が楽しめます。

材料（2人分）

もめん豆腐 ……1丁（300 g）
牛豚ひき肉 ……………… 100 g
　┌ しょうゆ ……… 小さじ1
a │ 砂糖 …………… 小さじ1
　└ おろししょうが1/2かけ分
　┌ だし ………… 2/3カップ
b │ しょうゆ ……… 小さじ1
　└ みりん ……… 小さじ1
c ┌ かたくり粉 …… 小さじ1
　└ 水 ……………… 小さじ2
ねぎ（斜め薄切り） ……… 15 g

作り方

❶豆腐は半分に切り、ゆでて温める。
❷小なべにひき肉とaを入れて混ぜ、弱火にかけてぽろぽろになるまで煮る。bを加えて煮立て、cを加えてとろみをつける。
❸器に①を湯をきって盛り、②をかけてねぎをのせる。

ひき肉あんを
湯豆腐に

消化のよい主菜

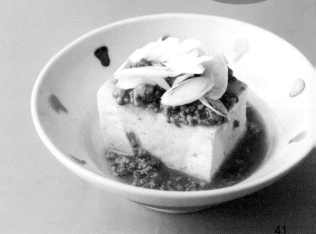

エビのチリソース いため

照りよくいためたり、濃い味つけにしたり。
おいしくエネルギーがとれる秘訣です。

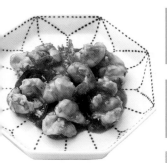

卵でエネルギーも 味わいもアップ
定番にプラス

鶏肉にかえて エネルギーアップ
定番にプラス

身がやわらかな タラを使って 食べやすい

定番にプラス 卵でエネルギーも味わいもアップ

卵入りエビチリ

1人分 **216** kcal

たんぱく質　20.4 g
塩分　　　　2.2 g

●卵を加え、たんぱく質量とエネルギーを高めます。
●安価なエビでもOK！ 卵のうま味がカバーします。
●ゆでたはるさめを加えると食べごたえが増し、エネルギーもさらにプラスに。

材料（2人分）

エビ（無頭殻つき）…	200 g
塩	ミニスプーン1
酒	小さじ1
a	ねぎ	20 g
	しょうが・にんにく	各1/2かけ
サラダ油	大さじ1
b	トマトケチャップ	大さじ1
	しょうゆ・酒	各大さじ1/2
	砂糖	小さじ1/2
	豆板醤	小さじ1
卵（割りほぐす）	1個
c	かたくり粉	小さじ1
	水	小さじ2
枝豆（ゆでてさやから出す）	10 g

作り方

❶エビは殻つきのまま背に切り込みを入れて背わたを除き、塩と酒をふる。
❷aはみじん切りにする。
❸フライパンに油を熱し、弱火で②をいため、強火にして①を加えていためる。
❹bを加えて混ぜ、卵を流し入れて大きく混ぜる。cを加えてとろみをつける。
❺器に盛り、枝豆を散らす。

定番おかず

エビのチリソースいため

1人分 **187** kcal

たんぱく質　16.0g
塩分　　　　2.2g

材料（2人分）

エビ	10尾（200g）
塩	ミニスプーン1/2
酒	小さじ2
サラダ油	大さじ1
ねぎ	20g
しょうが・にんにく	各1/2かけ
a	トマトケチャップ・酒	各大さじ11/3
	しょうゆ・砂糖	各小さじ2
	豆板醤	小さじ1/3
b	かたくり粉	小さじ2/3
	水	小さじ11/3

作り方

❶エビは背わたを除き、尾の1節を残して殻をむく。腹側に切り目を入れて開き、長さを半分に切る。塩と酒で下味をつける。
❷ねぎ、しょうが、にんにくはみじん切りにする。
❸中華なべに油を熱し、中火で②を入れて香りが立つまでいためる。強火にして①のエビを加え、色が変わるまでいためる。
❹aを加えてかき混ぜ、bを加えてとろみをつける。

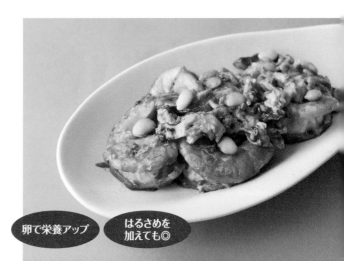

卵で栄養アップ　　はるさめを加えても◎

定番にプラス 鶏肉にかえてエネルギーアップ
チキンチリソース

1人分 **362** kcal

たんぱく質 19.4 g
塩分 2.1 g

- ●たんぱく質食材の中でもエビは低エネルギー。鶏肉にかえるとエネルギーがアップします。
- ●鶏肉は皮なしよりも皮つきのほうが高エネルギー。皮が気になる人も一口大に切れば食べやすい。
- ●ブロッコリーをかぼちゃにかえても美味。

材料（2人分）

鶏もも肉（皮つき）200 g
塩 ‥‥‥‥‥ ミニ 1
スプーン
酒 ‥‥‥‥‥‥ 小さじ1
サラダ油 ‥‥‥‥ 大さじ1 1/2

a
ねぎ ‥‥‥‥‥‥ 20 g
しょうが・にんにく
‥‥‥‥‥‥ 各1/2かけ

b
トマトケチャップ‥大さじ1
しょうゆ・酒
‥‥‥‥‥‥ 各大さじ1/2
砂糖 ‥‥‥‥‥ 小さじ1/2
豆板醤 ‥‥‥‥ 小さじ1

c
かたくり粉 ‥‥ 小さじ1
水 ‥‥‥‥‥‥ 小さじ2
ブロッコリー（ゆでる）70 g

作り方

❶鶏肉は一口大に切り、塩と酒をふる。
❷aはみじん切りにする。
❸フライパンに油を熱して弱火で②をいため、強火にして①を加えて火が通るまでいためる。
❹bを加えてひと混ぜし、cとブロッコリーを加えてとろみがつくまでいためる。

チリソースで食欲が湧く

鶏肉は皮つきのほうが高エネルギー

食べやすい 身がやわらかなタラを使って
白身魚の甘酢ソース

1人分 **239** kcal

たんぱく質 15.2 g
塩分 1.3 g

- ●タラは身がやわらかく、飲み込みやすい魚です。
- ●エネルギーがさらに高くなるように、はるさめを加えました。はるさめが甘酢ソースを吸います。
- ●子どもや、かたいものが食べにくい人にもおすすめ。辛味はお好みで調整を。

材料（2人分）

生ダラ ‥‥ 2切れ（200 g）
塩‥‥ミニ 1 酒‥‥小さじ1
スプーン
小麦粉 ‥‥‥‥‥‥ 大さじ1
揚げ油
にら（3cm長さに切る）‥‥ 30 g
はるさめ ‥‥‥‥‥ 乾30 g

a
ねぎ ‥‥‥‥‥‥ 10 g
しょうが ‥‥‥‥ 1/2かけ
サラダ油 ‥‥‥‥‥ 大さじ1/2

b
トマトケチャップ‥ 大さじ1
酢 ‥‥‥‥‥‥ 大さじ1/2
しょうゆ・砂糖・豆板
醤 ‥‥‥‥ 各小さじ1

c
かたくり粉 ‥‥ 小さじ1
水 ‥‥‥‥‥‥ 小さじ2

作り方

❶タラは一口大に切り、塩と酒をふる。小麦粉をまぶしつけ、170℃の油でカラリと揚げる。
❷はるさめは熱湯でもどし、食べやすく切る。
❸aはみじん切りにし、油を熱したフライパンでいため、bを混ぜ合わせて加える。①、②、にらを加えていため、cを加えてとろみをつける。

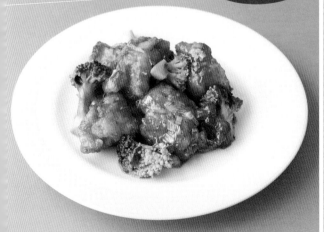

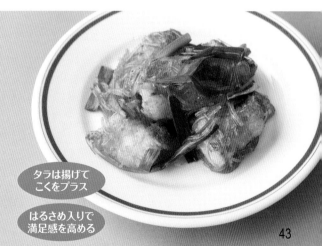

タラは揚げてこくをプラス

はるさめ入りで満足感を高める

タラの煮つけ

魚の種類をかえるだけでエネルギーアップに。
それぞれの魚に合う煮汁もご紹介します。

**青背魚のサバを
主材料に** 定番にプラス

**黒酢がブリの
うま味を引き立てる**
食欲アップ

**しっとりと
食べやすい揚げ煮に**
食べやすい

定番にプラス 青背魚のサバを主材料に

サバのみそ煮

1人分 **228** kcal	たんぱく質　14.6 g
	塩分　　　　2.0 g

●サバは魚の中でも脂質が多く、高エネルギー。
●青背魚はEPAやDHAなどの脂肪酸を含む、意識
　して食べたい食材です。
●里芋をつけ合わせに。ボリュームも出ます。

材料（2人分）

サバ	2切れ (140 g)
ねぎ (3cm長さ)	40 g
里芋	小4個
a 酒・砂糖	各大さじ1
しょうゆ	大さじ1/2
水	1/3カップ
しょうが (薄切り)	1かけ分
みそ	大さじ1

作り方

❶サバは包丁で皮に十字に
切り目を入れる。
❷なべにaを煮立て、サバ
を皮を上にして入れ、ねぎ
も加える。落としぶたをし、
煮汁をかけながら5分煮る。
❸みそを少量の煮汁でとい
て加え、5〜6分煮る。
❹里芋は皮をむいてラップ
に包み、電子レンジで3分
加熱する。
❺器にサバと里芋を盛り、
煮汁をかける。

**サバにみそ味が
よく合う**

**里芋で
食べごたえプラス**

定番おかず

タラの煮つけ

1人分 **115** kcal	たんぱく質　16.2g
	塩分　　　　1.7g

材料（2人分）

タラ	2切れ (220g)
しょうが (薄切り)	1/2かけ分
こんぶ	6cm角
a 水	1カップ
砂糖・しょうゆ・酒	各大さじ1

作り方

❶なべにしょうが、こんぶ、
aを入れて煮立て、タラを
盛りつけたとき表になるほ
うを上にして入れる。
❷再び煮立ったら火を弱め、
煮汁をかけながら15分ほ
ど煮る。

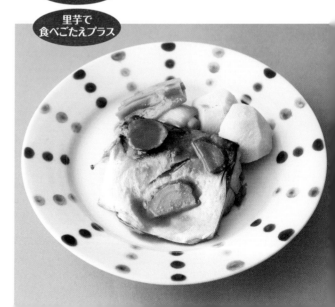

ブリの黒酢煮

食欲アップ　黒酢がブリのうま味を引き立てる

1人分 203 kcal

たんぱく質	15.3 g
塩分	0.7 g

- ●ブリを煮る料理は「ブリ大根」が定番ですが、黒酢を加えると、魚のにおいが消えて食べやすくなります。
- ●黒酢の酸味で塩分も控えられ、意識してとりたい青背魚の脂肪酸も摂取できます。
- ●ブリのあらを使ってもおいしくできます。

材料（2人分）

ブリ	2切れ（160g）
しょうが	1かけ
ねぎ	50g
a 黒酢	大さじ1
砂糖	大さじ1
酒	大さじ1
しょうゆ	大さじ1
水	1/3カップ

作り方

❶しょうがは皮をつけたまま薄切りにする。ねぎは4〜5cm長さに切る。

❷なべにaと①を入れて火にかけ、煮立ったらブリを並べて入れる。

❸再び煮立ったら弱火にし、ときどき煮汁をかけながら10分ほど煮る。

サケの揚げ煮

食べやすい　しっとりと食べやすい揚げ煮に

1人分 242 kcal

たんぱく質	20.4 g
塩分	1.1 g

- ●サケに小麦粉をつけてさっと揚げると、エネルギーアップだけでなく、のど越しもよくなります。
- ●衣に煮汁のうま味が充分にからみます。
- ●アジ、サンマ、タイなどで作ってもおいしい。

材料（2人分）

生ザケ	2切れ（200g）
塩	ミニスプーン1
酒	大さじ1/2
小麦粉	大さじ2
揚げ油	
かぼちゃ	皮つき50g
ねぎ	30g
a だし	1/4カップ
酒・しょうゆ	各大さじ1/2
砂糖	小さじ1

作り方

❶かぼちゃは一口大のくし形切りに、ねぎは3cm長さに切る。

❷サケは半分に切って塩と酒をふり、小麦粉をまぶす。

❸170℃に熱した油で、①のかぼちゃと②を揚げる。

❹なべにaを入れて煮立て、ねぎを加える。火が通ったら③を加えてひと煮する。

黒酢の香味がまろやか

青背魚のブリによく合う

揚げてエネルギーアップ

煮汁で食べやすく

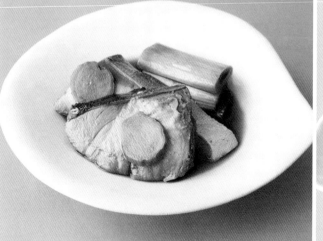

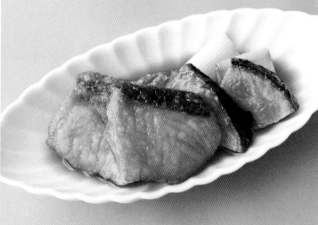

45

食欲を高めるワザ① 香味

食欲がないときも、青じそのすがすがしい香りやレモン果汁の酸味にひかれたり、ほどよい辛みでメリハリがついて箸が進んだりといった経験があると思います。

食材の香りや味には食欲をそそる働きがあります。じょうずに利用して食事を楽しみましょう。

鼻から口から
おいしさを感じる
→ 48 ページ

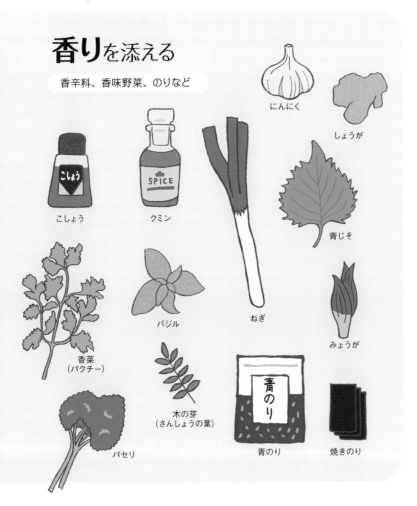

香りを添える

香辛料、香味野菜、のりなど

にんにく

しょうが

こしょう

クミン

青じそ

ねぎ

みょうが

香菜
（パクチー）

バジル

木の芽
（さんしょうの葉）

青のり

焼きのり

パセリ

油脂には食べ物を
おいしくする効果あり!
→ 49 ページ

こくや 香ばしさ を添える

油、ナッツなど

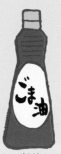

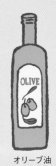

ごま油

オリーブ油

酸味を添える　酢、柑橘類の搾り汁、酸味のある食材など

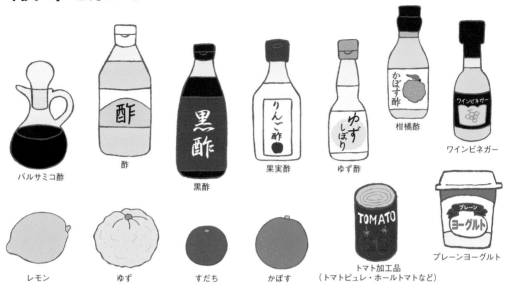

バルサミコ酢

酢

黒酢

果実酢

ゆず酢

柑橘酢

ワインビネガー

レモン

ゆず

すだち

かぼす

トマト加工品
（トマトピュレ・ホールトマトなど）

プレーンヨーグルト

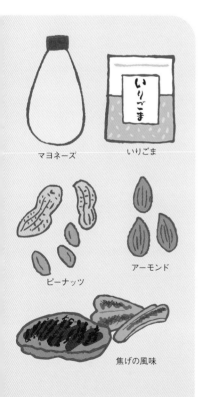

マヨネーズ

いりごま

ピーナッツ

アーモンド

焦げの風味

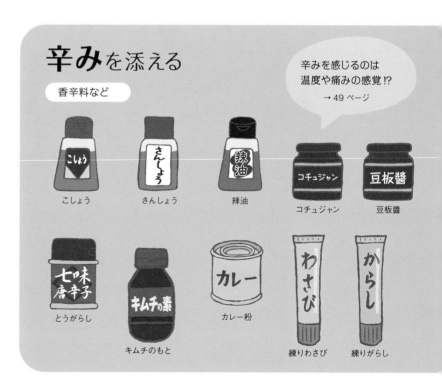

辛みを添える

辛みを感じるのは
温度や痛みの感覚!?
→ 49 ページ

香辛料など

こしょう

さんしょう

辣油

コチュジャン

豆板醤

とうがらし

キムチのもと

カレー粉

練りわさび

練りがらし

おいしさはなにで決まる？

香り、酸味、油、辛み（46〜47ページ）が食べ物をおいしく感じさせるのはなぜ？　それには、じつにさまざまなことが影響しています。

おいしさを感じるしくみを、ちょっと科学的に見てみましょう。食欲アップのコツもつかめます。

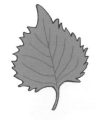

鼻から口から　おいしさを感じる

私たちは、食べ物のおいしさを判断するとき、2種類の香りを感じています。

一つは、食べ物を口に入れる前に感じる、鼻から入る「鼻先香（はなさきか）」。もう一つは、食べ物を口にしたあとに後鼻腔を通って感じる「口中香（こうちゅうか）」です。

鼻先香は、食べ物の存在やその種類を教えてくれます。たとえば、街でウナギのかば焼きの香りがしてきたら、お店が近くにあることがわかります。食べ物の腐敗なども鼻先香が判断し、私たちの体を守っています。

また、たとえば食べた肉が、牛、豚、鶏のどれであるかを区別しているのは、味ではなく口中香です。肉の香りは、しっかり噛（か）んだときの口中香から感じられ

ます。そのため、焼肉屋さんで、上カルビをよく噛まずに飲み込んだりすると、つけだれしか味わっていない……こんなことがあるかもしれません。

ゆっくりよく噛んで香りを引き出し、おいしく食べたいですね。

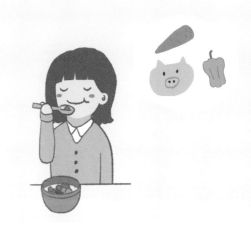

味と香りの相乗効果

味と香りは、お互いに影響し合って味わいを強めていることがわかってきました。たとえば、バニラアイスクリームに使われる「バニラビーンズ」はバニリンという甘い香りの物質を含んでいて、甘味の感じ方を増強させています。

そのほか、レモンの香りが酸味の感じ方を増強していたり、磯の香り成分が塩味を強く感じさせていたりするしくみも明らかになりました。

鼻がつまって食べ物がおいしくないときは「食べ物の味がしない」とよくいいますが、正しくは「香りが感じられなくておいしくない」なのです。

油脂には食べ物をおいしくする効果あり！

油脂のコク＝おいしさではありません（90ジー）。近ごろ、油脂が調理の過程で香気成分を拡散させずに保持することが、油脂が食べ物をおいしくする理由であることが明らかになりました。

香りはほんのわずかでもおいしさをもたらしてくれます。さまざまな食材をいためる（加熱）などで、より多くの食材の香りが保持され、とても濃厚な味わいになるのです。

辛い＝痛みの感覚

辛みは渋みと同様に、体性感覚で感じています。体性感覚とは、触覚（食べ物が口腔内にあること）、温度感覚（熱い、冷たい）、痛覚（たとえば、とうがらし

を食べたときに舌に感じる熱さや痛み）などの皮膚感覚のことです。

味覚で感じる、甘味、塩味、酸味、苦味、うま味の基本味とは異なる感覚です。

西村敏英／女子栄養大学教授
出典：月刊『栄養と料理』連載「食べ物の不思議［おいしさ］を科学する」

食欲を高めるワザ ② 鮮度と旬

　新鮮な食材や季節の食べ物はアクやくせが少なく、食材の特徴的な味わいが濃くなっています。濃い調味も不要で、むしろうす味のほうが食材のおいしさを充分に味わうことができます。さらに旬の食材は栄養価が高いなどの利点も！
　旬を意識することは、おいしい食事の第一歩です。

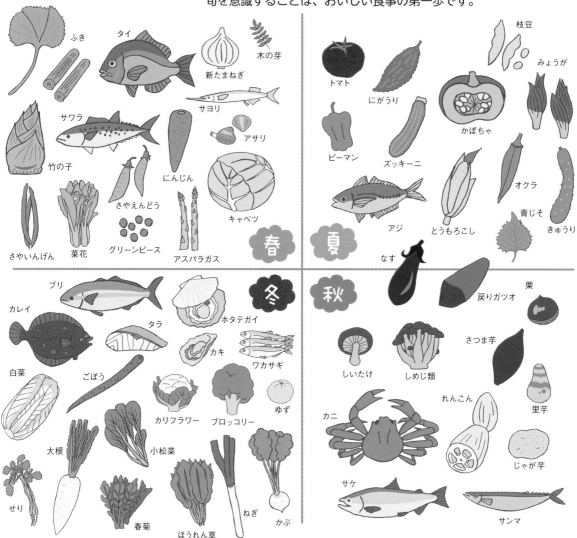

春
ふき / タイ / 木の芽 / 新たまねぎ / サヨリ / アサリ / サワラ / にんじん / 竹の子 / さやえんどう / キャベツ / さやいんげん / 菜花 / グリーンピース / アスパラガス

夏
トマト / 枝豆 / みょうが / にがうり / かぼちゃ / ピーマン / ズッキーニ / オクラ / 青じそ / きゅうり / アジ / とうもろこし / なす

秋
戻りガツオ / 栗 / さつま芋 / しいたけ / しめじ類 / れんこん / 里芋 / カニ / じゃが芋 / サケ / サンマ

冬
ブリ / カレイ / タラ / ホタテガイ / カキ / ワカサギ / 白菜 / ごぼう / カリフラワー / ブロッコリー / ゆず / 大根 / 小松菜 / せり / 春菊 / ほうれん草 / ねぎ / かぶ

第 2 章

副菜
エネルギーアップの野菜料理

野菜は食物繊維のほかに、ビタミン（β-カロテンやビタミンCなど）や
ミネラル（カルシウムや鉄など）も含みます。
野菜に含まれる栄養素をしっかりとりながら
エネルギーもプラスする、そんなアイデアレシピをご紹介します。
＊加熱してもビタミンCがこわれにくいじゃが芋の料理もここでご紹介します＊

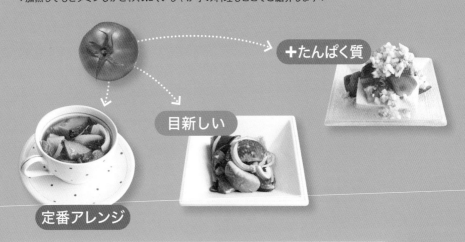

＋たんぱく質

目新しい

定番アレンジ

☆ 56 〜 75ページの色分けについて

定番アレンジ	いつもの作り方をアレンジしてエネルギーをプラス
目新しい	目新しさで食欲をそそるレシピ
＋たんぱく質	たんぱく質食材プラスで食べごたえもアップしたレシピ

野菜の
選び方、とり方

副菜にメインに使われる野菜。食物繊維のほか、体内でビタミンAに変わるβ-カロテン、貧血予防の鉄、鉄の吸収をサポートするビタミンCなど、高齢者も若い人も意識してとりたい栄養素が

野菜のエネルギー ベスト 15

■ 緑黄色野菜
□ 淡色野菜

可食部100gあたり　kcal

● 16位以降は、ミニトマト、大豆もやし、豆苗、カリフラワー、赤ピーマンの順に並びます。
● 豆野菜や根菜、甘味が濃い野菜がエネルギー高めです。

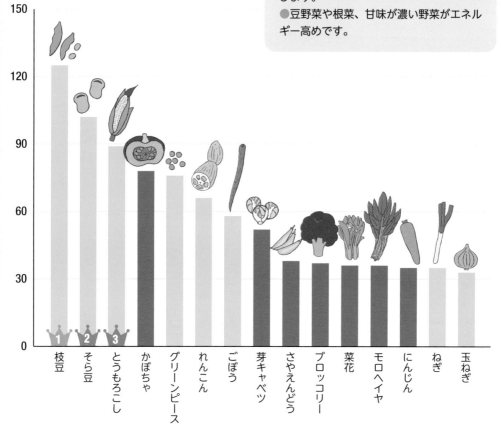

枝豆　そら豆　とうもろこし　かぼちゃ　グリーンピース　れんこん　ごぼう　芽キャベツ　さやえんどう　ブロッコリー　菜花　モロヘイヤ　にんじん　ねぎ　玉ねぎ

いっぱいです。

　身近な野菜48品目を選び、生・皮つきで100ｇあたりの栄養素別ランキングにしました。調理によっても栄養素の含有量は変わるので、参考までにごらんください。

　これらの中から、エネルギーがとりやすい、身近で食べやすいなどの野菜を10種類選び、56ページからレシピをご紹介します。

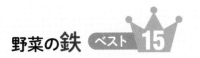

野菜の鉄　ベスト 15

■ 緑黄色野菜
□ 淡色野菜

● 16位以降は、グリーンアスパラガス、さやいんげん、ごぼう、にら、カリフラワーと続きます。
● 量が食べられないのでランキングからはずしましたが、大根の葉やかぶの葉も鉄の宝庫です（どちらもトップクラス）。

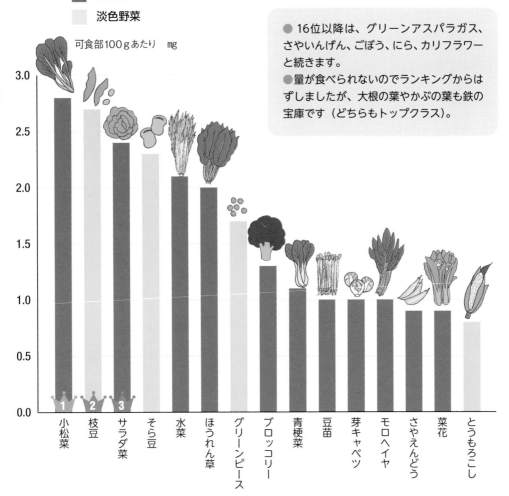

可食部100ｇあたり　mg

野菜	鉄(mg)
小松菜	2.8
枝豆	2.7
サラダ菜	2.4
そら豆	2.3
水菜	2.1
ほうれん草	2.0
グリーンピース	1.7
ブロッコリー	1.3
青梗菜	1.1
豆苗	1.0
芽キャベツ	1.0
モロヘイヤ	1.0
さやえんどう	0.9
菜花	0.9
とうもろこし	0.8

緑黄色野菜と淡色野菜の違い

　緑黄色野菜は、基本的には「皮や種など食べない部分を除いた食材 100 g あたりの β-カロテン当量が 600μg 以上のもの」と定義されています。

　ただし、600μg 未満でも、トマトやピーマンなどのように食べる頻度と食べる量が多いものも、緑黄色野菜と設定しています。

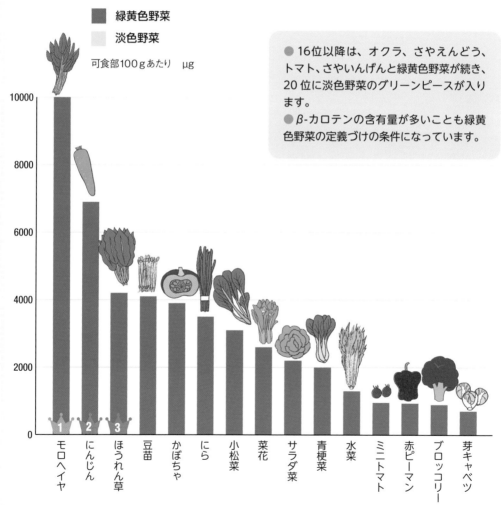

野菜の β-カロテン ベスト 15

- 緑黄色野菜
- 淡色野菜

可食部100 g あたり　μg

● 16位以降は、オクラ、さやえんどう、トマト、さやいんげんと緑黄色野菜が続き、20 位に淡色野菜のグリーンピースが入ります。
● β-カロテンの含有量が多いことも緑黄色野菜の定義づけの条件になっています。

（グラフ縦軸）10000　8000　6000　4000　2000　0

1 モロヘイヤ　2 にんじん　3 ほうれん草　豆苗　かぼちゃ　にら　小松菜　菜花　サラダ菜　青梗菜　水菜　ミニトマト　赤ピーマン　ブロッコリー　芽キャベツ

じゃが芋の栄養について

　じゃが芋はビタミンC含有量が28㎎とそれほど多くありませんが、調理によってこわれにくい特徴があります。ちなみに、100ｇあたりでエネルギー51kcal、鉄1.0㎎、β-カロテン2μg。エネルギーが高めで、鉄も副菜の食材の中では多いほうです。じゃが芋は野菜ではありませんが、特別にレシピをご紹介します（74ページ）。

野菜のビタミンC　ベスト15

■ 緑黄色野菜
□ 淡色野菜

● 16位以降は、とうがん、ほうれん草、ミニトマト、枝豆、青梗菜と続きます。緑黄色野菜にも淡色野菜にもビタミンCが含まれます。
●調理で損失しやすいビタミン。防ぐには、長時間水にさらしたりゆですぎたりしない、蒸したりいためたりの調理にする、汁ごと食べる料理にするなどがポイントに。

可食部100ｇあたり　　㎎

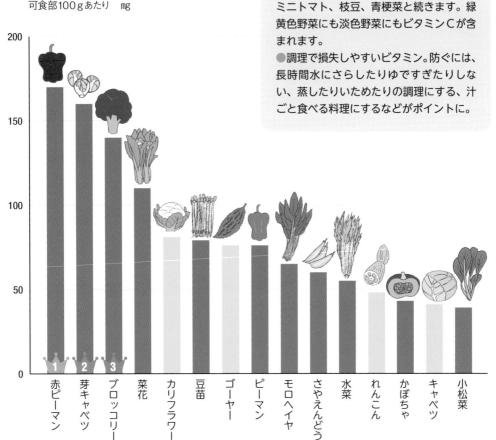

1　赤ピーマン
2　芽キャベツ
3　ブロッコリー
菜花
カリフラワー
豆苗
ゴーヤー
ピーマン
モロヘイヤ
さやえんどう
水菜
れんこん
かぼちゃ
キャベツ
小松菜

55

ほうれん草

ミネラルやビタミンなどの栄養を多く含む
緑黄色野菜。冬は栄養価も高くなります。

**定番のあえ衣の半量を
練りごまで** 定番アレンジ

ゆで湯にひとくふう
目新しい

**こくのある食材と
合わせる** ＋たんぱく質

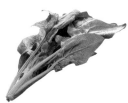

写真は1株18g
（根元を除いた正味重量）

食材紹介
ほうれん草

100g
あたり **18** kcal

食物繊維	2.8 g	ビタミンC	35 ㎎
鉄	2.0 g	塩分	0 g

● β-カロテンやビタミンCなどのビタミン
類が豊富。また鉄も多く含むなど、青菜の
中でも栄養価が高いおすすめの野菜です。
● 旬は冬。甘味が増して味がよくなるだけで
なく、ビタミンCは夏場の3倍になります。
● アク成分のシュウ酸は、ゆでて水にさらす
と減らせます。
● 緑色が濃くて葉先がピンと張っているも
の、根の切り口が大きくて赤みが強いもの
が新鮮です。
● ここで紹介する料理は小松菜で作っても。

定番アレンジ 定番のあえ衣の半量を練りごまで
ほうれん草の練りごまあえ

1人分 **61** kcal

食物繊維	2.9 g	ビタミンC	28 ㎎
鉄	2.1 g	塩分	0.4 g

● ごまは脂質が多く、鉄やカルシウムなどのミネラ
ルやビタミンEも豊富です。
● ごまの半量を練りごまにして、なめらかな口当た
りのあえ衣に。香りも豊かで食欲をそそります。

材料（2人分）

ほうれん草 ………… 160 g
a {
　練り白ごま … 大さじ1/2
　いり白ごま … 大さじ1/2
　砂糖 …………… 小さじ1
　しょうゆ ……… 小さじ1

作り方

❶ ほうれん草は根元が太い
ものは包丁で十字に切り込
みを入れる。
❷ なべにたっぷりの湯を沸
かして塩少量を加え、ほう
れん草を根元から入れてゆ
でる。水にとり、水けを絞
って3㎝長さに切る。
❸ ボールにaを入れてよく
混ぜ、②を加えてあえる。

ごまはビタミンも
ミネラルも多い

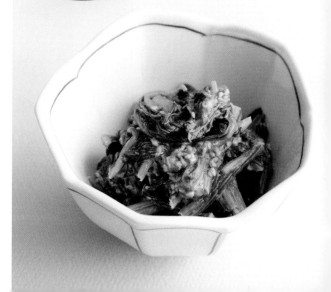

目新しい ゆで湯にひとくふう

ほうれん草のチーズ風味

1人分 **46** kcal

食物繊維	2.2 g	ビタミンC	28 mg
鉄	1.6 g	塩分	0.3 g

●ほうれん草のゆで湯にオリーブ油を加え、香りよくつややかにゆで上げます。
●粉チーズでこくもエネルギーもとれます。

材料（2人分）
ほうれん草 ………… 160 g
オリーブ油 ……… 大さじ1/2
粉チーズ ………… 小さじ1

作り方
❶ほうれん草は根元を切り離さないようにかたい部分を除く。
❷なべにたっぷりの湯を沸かし、分量のオリーブ油と塩少量を加える。ほうれん草を入れてゆで、ざるにあげて湯をきる。
❸ほうれん草を器に盛り、粉チーズをふる。

＋たんぱく質 こくのある食材と合わせる

ほうれん草と厚揚げの辛味あえ

1人分 **86** kcal

食物繊維	2.5 g	ビタミンC	28 mg
鉄	2.3 g	塩分	0.7 g

●こくのある厚揚げを組み合わせ、食べごたえも充分です。
●あえ衣に豆板醤（とうばんじゃん）の辛味とごま油の香味をきかせて。食欲が高まります。

材料（2人分）
ほうれん草 ………… 160 g
厚揚げ …………… 50 g
a {
しょうゆ ……… 小さじ1
砂糖 …………… 小さじ1
豆板醤 ……… 小さじ1/2
ごま油 ……… 大さじ1/2
}

作り方
❶ほうれん草は根元が太いものは包丁で十字に切り込みを入れる。
❷なべにたっぷりの湯を沸かし、厚揚げを入れて油抜きをする。引き上げて湯をきり、7㎜幅に切る。
❸②のゆで湯に塩少量を加え、ほうれん草をゆでる。水にとり、水けを絞って3㎝長さに切る。
❹ボールにaを入れて混ぜ、②と③を加えてあえる。

ゆでっぱなしのシンプルな一品

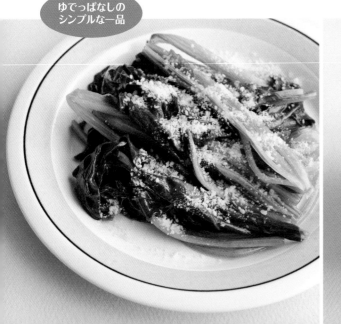

厚揚げをうま味に利用

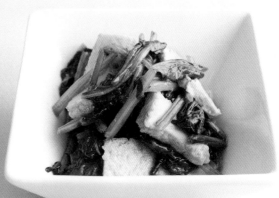

かぼちゃ

加熱するとほくほくと甘い緑黄色野菜。
収穫期は6月から9月ですが、
切らずに保存しておくと追熟し、
冬にいっそうおいしくなります。

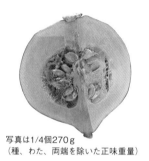

写真は1/4個270g
（種、わた、両端を除いた正味重量）

甘くおいしく
エネルギー補給
定番アレンジ

オイスターソースの
うま味を添えて
目新しい

なめらかなあんを
かける　+たんぱく質

食材紹介
かぼちゃ

100g
あたり **78** kcal

食物繊維 3.5 g　ビタミンC 43 mg
鉄　　　 0.5 g　塩分　　　0 g

● じゃが芋の約1.5倍のエネルギーがあり、
β-カロテンやビタミンC・Eなどの抗酸
化ビタミンを豊富に含む、優秀な野菜です。
● 甘味があるので、うす味に仕立ててもおい
しい。お菓子の材料に活用すれば、間食で
エネルギーとビタミンが補給できます。
● カットしたものは種とわたの部分からいた
みます。種とわたを除き、ラップをぴっ
たりと密着させて冷蔵保存を。市販の冷凍
食品を使うのも◎。

定番アレンジ　甘くおいしくエネルギー補給

かぼちゃのあずきあえ

1人分 **129** kcal

食物繊維 4.4 g　ビタミンC 43 mg
鉄　　　 0.8 g　塩分　　　0.1 g

● 甘いかぼちゃを、市販の甘いゆであずきであえて。
エネルギーもアップします。
● 献立の箸休めに、食事のしめくくりに。間食にも
おすすめします。

材料（2人分）
かぼちゃ …… 皮つき200 g
ゆであずき（市販品）… 50 g

作り方
❶ かぼちゃは1～1.5cm厚
さのくし形切りにする。
❷ 耐熱容器に①を入れてラッ
プをかけ、電子レンジで
約5分、かぼちゃがやわら
かくなるまで加熱する。
❸ かぼちゃとあずきを合わ
せてあえる。

市販品を利用して
手軽に

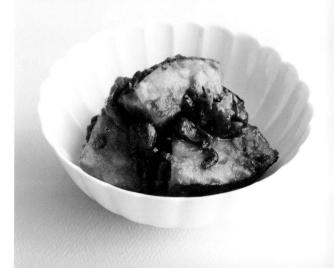

目新しい オイスターソースのうま味を添えて
かぼちゃのオイスターソースかけ

1人分 **146** kcal

食物繊維	4.0 g	ビタミンC	50 mg
鉄	0.7 g	塩分	1.0 g

●かぼちゃは電子レンジで加熱したあと、油で焼きます。香ばしさと、油でエネルギーが加わります。
●うま味のあるソースがかぼちゃの甘味を引き立てます。

材料（2人分）
かぼちゃ …… 皮つき 200 g
ししとうがらし ……… 6本
サラダ油 ………… 大さじ1
a ┌ オイスターソース
　│ ………… 大さじ1
　└ 砂糖 ………… 小さじ1/2

作り方
❶かぼちゃは5mm幅のくし形切りにし、ラップに包んで電子レンジで2分30秒ほど加熱してやわらかくする。
❷ししとうはへたを除く。
❸フライパンに油を熱して①と②を入れ、焼き色がつくまで焼く。
❹耐熱容器にaを入れて混ぜ、ラップをして電子レンジで1分加熱する。
❺器にかぼちゃとししとうを盛り、④をかける。

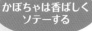
かぼちゃは香ばしく
ソテーする

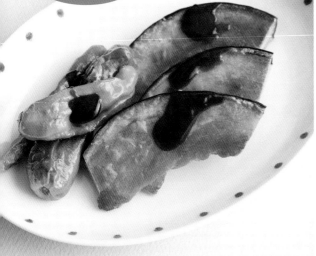

＋たんぱく質 なめらかなあんをかける
かぼちゃの鶏そぼろあんかけ

1人分 **136** kcal

食物繊維	3.5 g	ビタミンC	43 mg
鉄	0.7 g	塩分	1.0 g

●だしを煮含んだかぼちゃはしっとりとやわらかに。うす味にしてかぼちゃの甘味を生かします。
●とろみのあるあんでうま味をからめます。エネルギーもプラスに。

材料（2人分）
かぼちゃ …… 皮つき200 g
だし ………………… 1ヵップ
a ┌ 砂糖 ………… 小さじ1
　│ みりん ……… 小さじ1
　└ しょうゆ ……… 小さじ1
b ┌ 鶏ひき肉 ……… 40 g
　│ 砂糖 ……… 小さじ1/2
　└ しょうゆ …… 小さじ1/2
c ┌ かたくり粉 … 小さじ1/2
　└ 水 ………… 小さじ1

作り方
❶かぼちゃは一口大に切る。
❷なべに①とだしを入れ、落としぶたをして弱火で10分煮る。やわらかくなったらaを加え、5〜6分煮る。
❸小なべにbを入れてよく混ぜ、菜箸数本でかき混ぜながら火を通す。②の煮汁を加え、煮立ったらcを加えてとろみをつける。
❹②を盛り、③をかける。

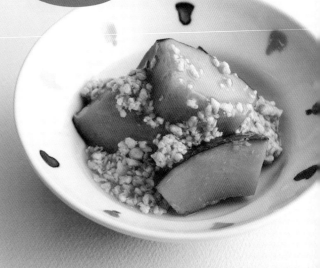
あんが全体を
まとめる

トマト

加熱しなくても食べられる緑黄色野菜。
生では酸味と甘味がきわ立ち、
加熱するとうま味が出てきます。

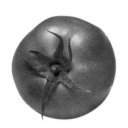

具だくさんの温かな ガスパチョ風
定番アレンジ

レモン香るマリネに
目新しい

ごま油を加えた 薬味ソースで
＋たんぱく質

写真は1個190g
（へたを除いた正味重量）

食材紹介

トマト

100g
あたり **20**kcal

| 食物繊維 | 1.0 g | ビタミンC | 15 mg |
| 鉄 | 0.2 g | 塩分 | 0g |

●抗酸化作用があるリコピンのほか、β-カロテンやビタミンCを多く含みます。
●赤色、黄色、ミニなどたくさんの種類があり、形も色もかわいらしい。ミニトマトはエネルギーも β-カロテンも多くなります。
●うま味成分のグルタミン酸を含むので、煮込み料理やいため物に使うとおいしくなります。
●保存は常温で、へたを下にしておくと熟成して甘味が増します。

定番アレンジ　具だくさんの温かなガスパチョ風

野菜のトマトスープ煮

1人分 **78**kcal

| 食物繊維 | 2.4 g | ビタミンC | 28 mg |
| 鉄 | 0.4 g | 塩分 | 1.4 g |

●トマトはスープの味だしにもなります。
●野菜の具だくさんですが、加熱されてやわらかく、噛みやすいのもうれしい。

材料（2人分）

トマト ……………… 200 g
かぼちゃ ……… 皮つき50 g
玉ねぎ ……………… 30 g
セロリ（筋を除く）…… 30 g
オリーブ油 ……… 大さじ1/2
にんにく（みじん切り）
…………………… 1/2かけ分
a 水 ………………… 1カップ
顆粒ブイヨン … 小さじ1
塩 …………… 小さじ1/3

作り方

❶トマトはへたを除いてくし形に切る。
❷かぼちゃは一口大に切り、玉ねぎはくし形切りに、セロリは乱切りにする。
❸なべにオリーブ油とにんにくを入れて火にかけ、香りが立ったら②を加えていため、aを加えて煮る。
❹かぼちゃがやわらかくなったらトマトを加えてさっと煮る。

スープ仕立てで食べやすい

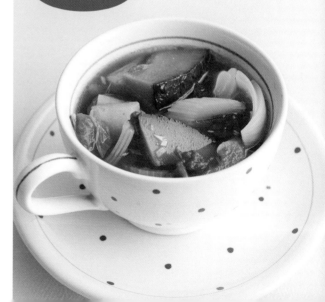

`目新しい` レモン香るマリネに

トマトとアボカドのマリネ

1人分 **127** kcal

食物繊維	2.8 g	ビタミンC	21 ㎎
鉄	0.4 g	塩分	0.8 g

●涼やかなトマトに濃厚な味わいのアボカドを組み合わせて。エネルギーも高くなります。
●マリネ液はレモンの酸味とオリーブ油の香味をきかせます。

材料（2人分）

トマト ……………… 200 g
アボカド ……………… 50 g
赤玉ねぎ ……………… 50 g
a { オリーブ油 …… 大さじ1
レモン果汁 …… 小さじ1
塩 …………… 小さじ1/3

作り方

❶トマトはへたを除いてくし形切りにする。アボカドは種と皮を除き、食べやすい大きさに切る。
❷赤玉ねぎは薄切りにして水にさらし、水けをきる。
❸ボールに a を入れてよく混ぜ、①と②を加えてくずれないように混ぜる。

`＋たんぱく質` ごま油を加えた薬味ソースで

トマトと豆腐の薬味ソースかけ

1人分 **125** kcal

食物繊維	2.3 g	ビタミンC	18 ㎎
鉄	1.2 g	塩分	0.8 g

●トマトにたんぱく質食材の豆腐を組み合わせます。
●ごま油でエネルギーを高めたソースをかけて。トマトの甘味を引き立てます。

材料（2人分）

トマト ……………… 200 g
絹ごし豆腐 …… 1/2丁(150 g)
玉ねぎ ……………… 50 g
セロリ ……………… 30 g
a { ごま油 ……… 大さじ1
塩 …………… 小さじ1/3

作り方

❶トマトはへたを除いてくし形切りにし、さらに横半分に切る。
❷豆腐は1㎝厚さに切る。
❸セロリは筋を除いてみじん切りにし、玉ねぎもみじん切りにする。a を加えて混ぜる。
❹器に豆腐とトマトを盛り、③の薬味ソースをかける。

`きりりと冷やすと美味`

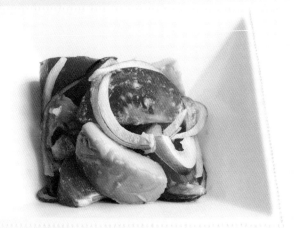

`薬味ソースで食欲アップ`

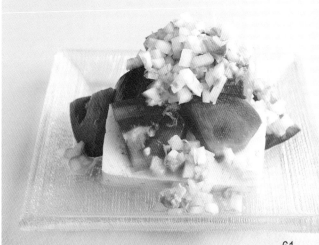

れんこん

しゃきしゃきと心地よい食感が特徴。
淡泊な味わいでくせがないので、
広く和洋中の料理に使えます。

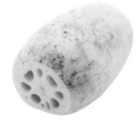

写真は1節160g
（節部、皮を除いた正味重量）

カリカリに焼いた じゃこがポイント
定番アレンジ

マヨネーズでこく深く
目新しい

れんこんと豆腐で エネルギー確保
＋たんぱく質

食材紹介
れんこん

100g あたり **66** kcal　食物繊維 2.0 g　ビタミンC 48 ㎎
鉄　0.5 g　塩分　0.1 g

●炭水化物が豊富で、100 g あたりのエネルギーは66kcalと、野菜の中でも高めです。

●根菜としてはビタミンCが多く、食物繊維も多く含んでいます。

●切り口の変色防止のために酢水にさらすことがありますが、ビタミンCの流出を防ぐため、さらしすぎないようにしましょう。

●ここでは皮をむきますが、たわしなどでよく洗えば、皮ごと使うこともできます。

定番アレンジ　カリカリに焼いたじゃこがポイント

れんこんとじゃこのきんぴら

1人分 **116** kcal　食物繊維 2.0 g　ビタミンC 45 ㎎
鉄　0.6 g　塩分　1.1 g

●甘辛で、あとを引く味わいです。

●れんこんの心地よい食感を生かすため、じゃこをカリカリに焼いてから加えていため煮にします。

材料（2人分）

れんこん …………………… 160 g
ししとうがらし ……… 6本
ちりめんじゃこ …… 大さじ2
サラダ油 ……………… 大さじ2/3
a｜しょうゆ ……… 大さじ1/2
　｜酒 ………………… 大さじ1/2
　｜砂糖 …………… 小さじ1

作り方

❶れんこんは薄い輪切りにし、酢少量を加えた水にさらしてアクを除き、水けをきる。

❷ししとうは縦半分に切ってへたと種を除き、半分に切る。

❸フライパンに油を熱し、じゃこを入れてカリカリになるまでいため、①と②を加えていためる。

❹aを加え、汁けがなくなるまでいためる。

あとを引く甘辛味

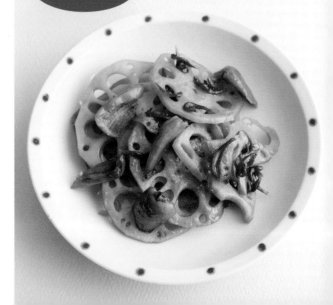

目新しい　マヨネーズでこく深く

れんこんの梅マヨネーズあえ

1人分 **96** kcal	食物繊維	1.8 g	ビタミンC	39 mg
	鉄	0.5 g	塩分	0.9 g

●マヨネーズにしょうゆを加え、こくのある和洋風のあえ衣に仕立てます。
●梅干しと青じそで味にメリハリをつけます。

材料（2人分）

れんこん	160 g
酢	小さじ1
梅干し	1/2個
a マヨネーズ	大さじ1
a しょうゆ	小さじ1/2
青じそ（せん切り）	3枚

作り方

❶れんこんは薄い輪切りにする。酢少量（分量外）を加えた水にさらしてアクを除き、水けをきる。
❷梅干しは包丁で刻み、aを加えて混ぜる。
❸酢少量（分量外）を加えた沸騰湯で①を透き通るまでゆで、ざるにあげて湯をきり、分量の酢をふる。
❹ボールに②と③を入れてあえ混ぜる。
❺器に盛り、青じそを置く。

まろやかな
和洋風の味

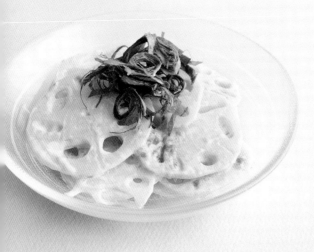

＋たんぱく質　れんこんと豆腐でエネルギー確保

れんこんと豆腐の煮物

1人分 **94** kcal	食物繊維	2.1 g	ビタミンC	39 mg
	鉄	1.0 g	塩分	1.0 g

●れんこんは大きめに切って煮るとやわらかな噛みごたえに。とろみも出て、食べやすくなります。
●ノンオイルですが、れんこんと豆腐でエネルギーがとれます。胃腸の調子が悪い人にもおすすめ。

材料（2人分）

れんこん	160 g
もめん豆腐	1/4丁(75g)
三つ葉	10 g
a だし	1カップ
a みりん	大さじ1
a しょうゆ	小さじ1
a 塩	小さじ1/2

作り方

❶れんこんはポリ袋に入れ、めん棒などでたたいて食べやすい大きさに割る。
❷豆腐は食べやすい大きさにくずす。
❸三つ葉は3～4cm長さに切る。
❹なべにaを入れて煮立て、②を入れてひと煮する。①を加えて煮て、火が通ったら③を加えてさっと煮る。

ノンオイルで
食べごたえあり

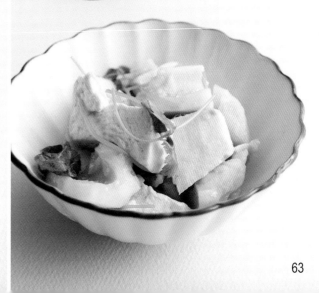

ごぼう

1年じゅう出まわりますが、旬は11月から1月。
皮側に香りと滋味深い味があるので、
軽くこそげ落とすくらいに。

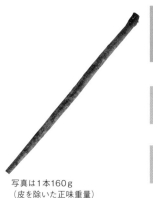

ごぼう+ごまで
エネルギーを補う
| 定番アレンジ |

洋風のきんぴらに
| 目新しい |

ごま油入りのマリネ液
をからめる ＋たんぱく質

写真は1本160g
（皮を除いた正味重量）

定番アレンジ ごぼう+ごまでエネルギーを補う

ごぼうのごまあえ

| 1人分 **111**kcal | 食物繊維 5.1 g | ビタミンC 4 mg |
| | 鉄 1.2 g | 塩分 1.3 g |

● ごぼうは皮をたわしで洗う程度にして香味を残します。油揚げや砂糖もエネルギー源です。
● 脂質が多くてこくのあるごまでエネルギーをプラス。すりごまでもよいのですが、いりごまを包丁で軽く刻んで使うと香味がさらに豊かです。

材料（2人分）

ごぼう ………………… 140g
にんじん ………………… 50g
油揚げ……… 1/2枚 (10g)
a | しょうゆ ……… 大さじ1
  | 砂糖 ………… 大さじ1
  | いり白ごま(刻む)
  | ……………… 大さじ1

作り方

❶ ごぼうは長めの乱切りにする。水にさらしてアクを除き、水けをきる。にんじんはせん切りにする。
❷ 油揚げは熱湯でさっとゆでてとり出し、短冊に切る。
❸ ②のゆで湯に①を入れてゆでる。やわらかくなったらざるにあげて湯をきる。
❹ ボールに②と③を入れ、熱いうちにaを加える。

食材紹介

ごぼう

| 100g あたり **58**kcal | 食物繊維 5.7 g | ビタミンC 3 mg |
| | 鉄 0.7 g | 塩分 0 g |

● 水溶性、不溶性ともに食物繊維を多く含みます。また、100gあたり58kcalとエネルギーも高めなのが利点。
● カリウムを多く含むので、ナトリウムを体外に出す働きも期待できます。香味を生かしてうす味に仕上げ、しっかり食べたい野菜です。
● 水分が減ると鮮度が落ちやすいので、選ぶときは泥つきのものがおすすめ。皮に香味があるので、たわしなどでこすって洗う程度にします。

ごまの香味豊かに

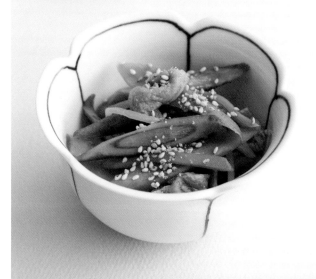

目新しい 洋風のきんぴらに

ごぼうのガーリックきんぴら

1人分 **135** kcal

食物繊維	4.0 g	ビタミンC	6 mg
鉄	0.6 g	塩分	0.6 g

●にんにくとハーブの香りをほのかにきかせたいため物。食欲がかき立てられます。
●ごはんはもちろん、パンにも合う味です。

材料（2人分）
ごぼう ………………… 140 g
ベーコンの薄切り …… 20 g
にんにく ……………… 1/4かけ
オリーブ油 ………… 大さじ1
塩 …………… ミニスプーン 4/5 (0.8 g)
イタリアンハーブミックス※
………………………… 少量
※乾燥させたオレガノ、マジョラム、セージなどを混ぜ合わせたもの。パセリやバジルを乾燥させたもので代用するのもよい。

作り方
①ごぼうは斜め薄切りにする。水にさらしてアクを除き、水けをきる。
②ベーコンは食べやすい大きさに切る。にんにくはみじん切りにする。
③フライパンにオリーブ油と②を入れて弱火にかけ、香りが立ったら①を加え、いためる。
④ごぼうに火が通ったら塩とイタリアンハーブミックスを加える。

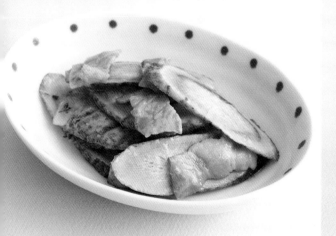

パンにも合う
洋風きんぴら

＋たんぱく質 ごま油入りのマリネ液をからめる

ごぼうの焼きマリネ

1人分 **239** kcal

食物繊維	4.4 g	ビタミンC	4 mg
鉄	1.2 g	塩分	1.4 g

●焼いたごぼうはうま味が詰まっています。しょうゆとごま油を加えた和風のマリネ液をからめます。
●ごぼうはめん棒などでたたいて割るとマリネ液がよくからみ、味がしっかり感じられます。

材料（2人分）
ごぼう ………………… 140 g
鶏もも肉 ……………… 100 g
a ┌ 塩 ……………… 少量
　└ 酒 …………… 大さじ1
玉ねぎ ………………… 50 g
b ┌ 酢 …………… 大さじ2
　│ しょうゆ ……… 大さじ1
　│ ごま油 ………… 大さじ1
　└ 砂糖 ………… 大さじ1/2

作り方
①ごぼうはめん棒などでたたいて割り、一口大に切って水にさらす。水けをきる。
②鶏肉は一口大に切ってaをふり、ラップをかけて電子レンジで3分加熱し、あら熱がとれるまでおく。
③玉ねぎは薄切りにし、塩少量（分量外）をふってもみ、水で洗って水けを絞る。
④焼き網に①と②をのせ、焼き色がつくまで焼く。
⑤bを混ぜ合わせ、③と④を加えて混ぜる。

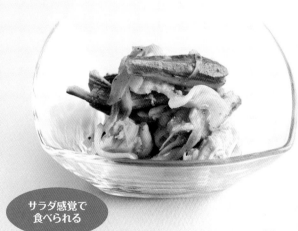

サラダ感覚で
食べられる

にんじん

抗酸化ビタミンの一つであるβ-カロテンが突出して豊富です。きれいなオレンジ色が料理の彩りに一役買います。

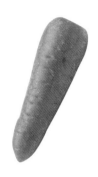

油でβ-カロテンの吸収も上がる
定番アレンジ

オレンジジュースを煮汁に
目新しい

辛味で食欲もアップ
＋たんぱく質

写真は1本135g
（皮、根、葉柄基部を除いた正味重量）

定番アレンジ　油でβ-カロテンの吸収も上がる

にんじんしりしり

1人分 **135** kcal

食物繊維	1.7 g	ビタミンC	4 ㎎
鉄	0.7 g	塩分	1.0 g

●卵も入った、食べごたえのあるいため物です。
●香り高いごま油がエネルギーを高め、にんじんのβ-カロテンの体内への吸収もよくします。

材料（2人分）

にんじん …………… 120 g
卵 …………………… 1個
ごま油 ……………… 大さじ1
a しょうゆ ……… 大さじ2/3
　 みりん ………… 大さじ2/3
いり白ごま ……… 小さじ1/2

作り方

❶にんじんは3～4㎝長さのせん切りにする。
❷フライパンにごま油を熱し、にんじんをいためる。全体に油がまわったらaを加えていためる。
❸味がなじんだら卵を割りほぐしてまわし入れ、いためる。
❹器に盛り、ごまをふる。

食材紹介

にんじん

100g あたり **35** kcal

食物繊維	2.8 g	ビタミンC	6 ㎎
鉄	0.2 g	塩分	0.1 g

●「キャロットがカロテンの語源」といわれるほど、にんじん100ｇ中にβ-カロテンが8600µgと非常に豊富です。
●β-カロテンの体内への吸収をよくするには油がカギ。油を使って調理するか、揚げ物やいため物などといっしょに食べるのがおすすめです。
●β-カロテン以外のビタミン類はあまり含んでいないことも覚えておきましょう。

卵とにんじんで彩りよし

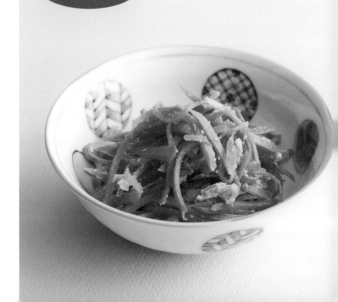

目新しい オレンジジュースを煮汁に

オレンジ風味のにんじんグラッセ

1人分 47 kcal

食物繊維	1.5 g	ビタミンC	18 mg
鉄	0.2 g	塩分	0.2 g

● 100％果汁のオレンジジュースを煮汁に利用します。オレンジの酸味をほのかにきかせ、にんじんの甘味を引き立てます。

● 大きめに切ったにんじんは加熱するとやわらかな噛みごたえに。義歯や虫歯など、歯の状態が悪いときも食べやすくなります。

材料（2人分）

にんじん …………… 120 g
オレンジジュース … 1/3カップ
バター ……… 小さじ1/2（2 g）
砂糖 ………………… 小さじ1
塩 ………………… 少量

作り方

❶にんじんは大きめの乱切りにする。
❷なべに全材料を入れて中火にかけ、煮立ったら火を弱める。にんじんがやわらかくなり、汁けが少なくなるまで煮る。

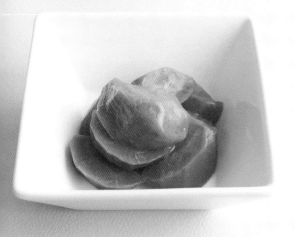

バターでつややかに

＋たんぱく質 辛味で食欲もアップ

ピリ辛にんじんきんぴら

1人分 134 kcal

食物繊維	2.1 g	ビタミンC	4 mg
鉄	1.5 g	塩分	1.0 g

● にんじんは細いせん切りにしないで、少し太さや厚みを残したほうが、加熱したときの食感がやわらかです。

● にんじんを、しょうゆとみりんで甘辛味のいため物にするのも美味ですが、豆板醤の辛味を少し入れると味が引きしまります。

材料（2人分）

にんじん …………… 120 g
厚揚げ …………… 100 g
サラダ油 ………… 大さじ1/2
a ┌ しょうゆ ……… 大さじ1/2
　│ みりん ……… 大さじ1/2
　└ 豆板醤 ……… 小さじ1/2

作り方

❶にんじんは細長い乱切りにする。厚揚げは食べやすい大きさにちぎる。
❷フライパンに油を熱してにんじんをいため、火が通ったら厚揚げを加えていためる。
❸aを混ぜ合わせて加え、全体をいため合わせる。

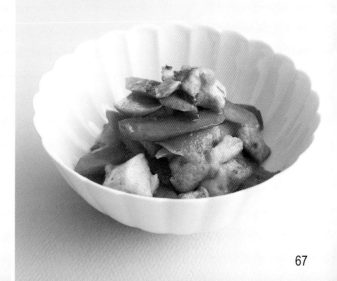

厚揚げも
エネルギー源に

ブロッコリー

味にくせがなく、下処理の手間も不要。
つぼみが開くと味が落ちるので、新鮮なうちにゆで、
冷蔵または冷凍保存がおすすめです。

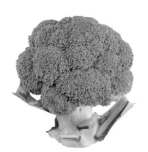

チーズをディップに。
カルシウムもとれる
定番アレンジ

オリーブ油で
エネルギーをプラス
目新しい

ごまとマヨネーズを
あえ衣に ＋たんぱく質

写真は1株160g
（茎、葉を除いた正味重量）

食材紹介
ブロッコリー

100g
あたり **37** kcal

食物繊維	5.1 g	ビタミンC	140 mg
鉄	1.3 g	塩分	0 g

●ビタミンB群、ビタミンK、ビタミンCなどビタミン類が豊富。特に多く含むビタミンCは熱に弱いので、新鮮なものを、加熱しすぎないように調理しましょう。
●カリウム、カルシウム、鉄、食物繊維も多い緑黄色野菜です。
●花蕾（つぼみ）だけでなく、軸にも甘味があります。きんぴらやスープ、いため物などにするとおいしく食べられます。

定番アレンジ チーズをディップに。カルシウムもとれる
ブロッコリーの
カマンベールディップ

1人分 **102** kcal

食物繊維	4.1 g	ビタミンC	112 mg
鉄	1.1 g	塩分	0.5 g

●いつもの「ブロッコリーにマヨネーズ」を変更！
● 「あと一品」というときも助かる、冷蔵庫にあるものですぐにできるお助けメニュー。
●電子レンジ加熱でとろりとやわらかくなったチーズをディップのかわりにします。

材料（2人分）
ブロッコリー ………… 160 g
カマンベールチーズ
………………………… 50 g

作り方
❶ブロッコリーは小房に分け、塩少量を加えた湯でゆで、ざるにあげて湯をきる。
❷カマンベールチーズは半分に切り、それぞれラップに包んで電子レンジで30〜40秒加熱し、やわらかくする。
❸器に①と②を盛り合わせる。ブロッコリーにチーズをつけて食べる。

チーズが
あつあつのうちに

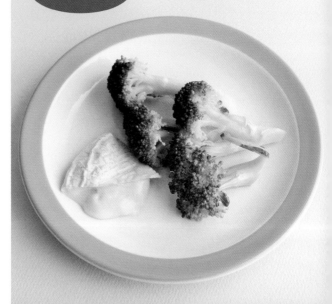

目新しい オリーブ油でエネルギーをプラス

ブロッコリーのアンチョビいため

1人分 **91** kcal	食物繊維 4.4 g	ビタミンC 138 mg
	鉄 1.2 g	塩分 0.5 g

●アンチョビのうま味と塩けがブロッコリーの甘味を引き立てます。ペースト状のものを使っても。
●オリーブ油でいためてエネルギープラス。脂溶性ビタミンの体内への吸収も高まります。

材料（2人分）
ブロッコリー ……… 160 g
赤ピーマン ………… 1個
アンチョビ（フィレ）… 小1枚
にんにく …………… 1/4かけ
オリーブ油 ………… 大さじ1
塩・こしょう ……… 各少量

作り方
❶ブロッコリーは小房に分け、塩少量（分量外）を加え
た湯でゆで、ざるにあげて湯をきる。
❷赤ピーマンはへたと種を除き、1cm幅に切る。
❸アンチョビとにんにくはそれぞれみじん切りにする。
❹フライパンにオリーブ油と③を入れて弱火にかけ、香りが立ったら②を加えていためる。
❺①を加えていため、塩とこしょうで調味する。

アンチョビで
塩分も控えられる

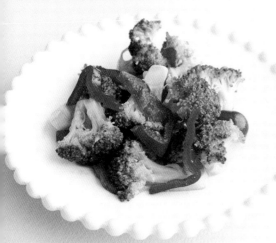

＋たんぱく質 ごまとマヨネーズをあえ衣に

ブロッコリーの洋風白あえ

1人分 **164** kcal	食物繊維 5.6 g	ビタミンC 112 mg
	鉄 2.3 g	塩分 0.5 g

●練りごまを加えてなめらかに仕上げたあえ衣。味の決め手はマヨネーズ。こくと酸味を加えます。
●砂糖の甘味のない白あえのほうが、ブロッコリーに合います。

材料（2人分）
ブロッコリー ……… 160 g
もめん豆腐 … 1/3丁(100g)
　練り白ごま … 大さじ1
a　マヨネーズ … 大さじ1
　塩 …………… 少量

作り方
❶ブロッコリーは小房に分け、塩少量（分量外）を加えた湯でゆで、ざるにあげて湯をきる。
❷豆腐は厚手のキッチンペーパーに包み、電子レンジで1分30秒加熱して水けをきる。
❸ボールにaと②の豆腐を入れ、全体がなめらかになるまで混ぜる。ブロッコリーを加えてあえる。

あえ衣で
たんぱく質もとれる

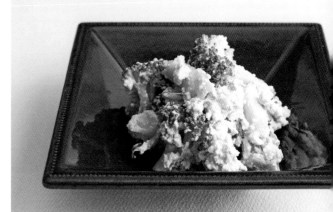

キャベツ

冬キャベツに春キャベツと、四季ごとに出まわる
淡色野菜。歴史は古く、古代ギリシャでは
薬用に用いられていました。

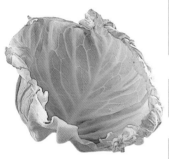

**ごま油の香味で
エネルギーもプラス**
定番アレンジ

**蒸し煮にしてかさを
減らす** 目新しい

**ツナで食べごたえ
充分に** +たんぱく質

写真は1枚80g
（芯を除いた正味重量）

定番アレンジ ごま油の香味でエネルギーもプラス

塩キャベツ

1人分 **49** kcal	食物繊維	2.2 g	ビタミンC	33 mg
	鉄	0.5 g	塩分	1.5 g

●身近な材料ででき上がり。シンプルでぱくぱく食
べられる味わいです。

●塩こんぶとごま油メインの味つけでキャベツの甘
味を堪能します。エネルギーもプラスに。

材料（2人分）

キャベツ	160 g
塩	ミニスプーン 1
a	塩こんぶ	10 g
	顆粒ブイヨン	小さじ1/2
	ごま油	小さじ1
いり白ごま	小さじ1/2

作り方

❶キャベツは一口大にざく
ざくと切り、塩をふってし
ばらくおく。汁けが出たら
軽く絞る。

❷ボールにキャベツを入れ、
aを加えてあえる。

❸器に盛り、ごまをふる。

食材紹介

キャベツ

100g あたり **21** kcal	食物繊維	1.8 g	ビタミンC	41 mg
	鉄	0.3 g	塩分	0 g

●特別に豊富な栄養素はありませんが、いろ
いろな料理に使えるのが魅力の淡色野菜。
生と加熱したときとで味に違いがあるのが、
レシピの幅を広げてくれます。

●胃腸の調子を改善するとされるビタミン
Uが含まれるのが大きな特徴。

●春キャベツは葉がやわらかいので、生で食
べるのがおすすめです。

●同じ「キャベツ」の名がついていても、芽キ
ャベツはまったく別の野菜。こちらはビタ
ミンCとカリウムが豊富な緑黄色野菜です。

シンプルな調味で
キャベツを味わう

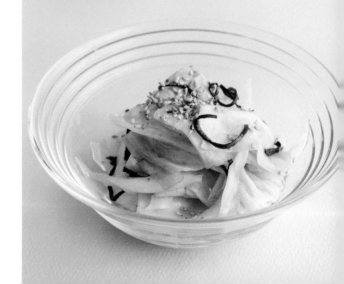

目新しい 蒸し煮にしてかさを減らす

キャベツとハムの蒸し煮

1人分 **46** kcal

食物繊維	1.4 g	ビタミンC	35 mg
鉄	0.3 g	塩分	1.7 g

- やわらかく蒸し煮にしたキャベツは甘味がぎゅっと詰まっています。
- 加熱でかさが減るのも利点。量が食べられない人、胃腸や口の中の状態が悪い人も食べやすい蒸し煮です。

材料（2人分）

キャベツ ……………… 160 g
ロースハムの薄切り… 30 g
酒 …………………… 大さじ1/2
顆粒ブイヨン……… 小さじ1
塩 …………………… 小さじ1/3
こしょう …………… 少量
水 …………………… 2/3カップ

作り方

❶キャベツは大きいくし形に切る。
❷ハムは食べやすい大きさに切る。
❸なべに全材料を入れ、ふたをして中火で4〜5分蒸し煮にする。

＋たんぱく質 ツナで食べごたえ充分に

ツナ入りコールスロー

1人分 **109** kcal

食物繊維	2.0 g	ビタミンC	35 mg
鉄	0.7 g	塩分	0.7 g

- コールスローにツナ缶を加えて。うま味も満足感も高まります。
- 塩もみしたキャベツは汁けが適度に抜け、口当たりもやわらかです。

材料（2人分）

キャベツ ……………… 160 g
にんじん ……………… 30 g
玉ねぎ ………………… 30 g
塩 ………………… ミニスプーン 1
ツナ (油漬け缶詰め) …… 40 g
a {
　マヨネーズ… 大さじ 1 1/2
　酢 ………………… 小さじ 1
　こしょう ………… 少量

作り方

❶キャベツはかたい芯を除いて細く切る。にんじんも同様に細く切り、玉ねぎは薄切りにする。
❷ボールに①を合わせ入れ、塩をふってしばらくおき、汁けが出たらぎゅっと絞る。
❸ツナは缶汁をきって②に加え、aを加えて混ぜる。

キャベツの
甘味たっぷり

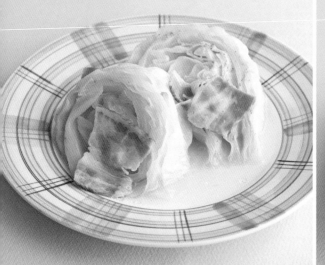

具だくさんの
コールスロー

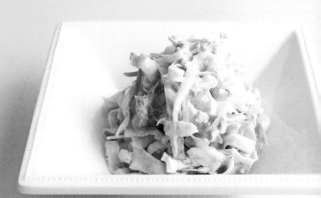

青梗菜

「中国野菜といえば青梗菜」といわれるほど
親しまれている野菜。アクが少なく、
淡泊な味わいで、和洋中に幅広く利用できます。

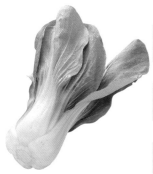

写真は 1株85g
（芯を除いた正味重量）

にんにくの香りを
きかせる　定番アレンジ

油でいためてこくを
出す　目新しい

厚揚げがビタミンの
吸収も促す　＋たんぱく質

定番アレンジ　にんにくの香りをきかせる

青梗菜のにんにくいため

1人分 **62** kcal	食物繊維	1.0 g	ビタミンC	19 mg
	鉄	0.9 g	塩分	0.7 g

●青梗菜は油でいためるとき、葉と茎、外側と中側
で切り方を変えると、火の通りが均一になります。
●下ゆでなしでじかにいためられるのが便利。
●ふわりと漂うにんにくの香りが食欲をそそります。

材料（2人分）

青梗菜 ················· 160 g
サラダ油 ············· 大さじ1
にんにく（みじん切り）
················· 1/2かけ
塩 ················· 小さじ1/4
こしょう ················· 少量

作り方

❶青梗菜は3cm長さに切り、
茎は八つ割りにする。芯の
部分は斜めに切り落とす。
❷フライパンに油とにんに
くを入れて弱火にかけ、に
んにくの香りが立ったら①
の青梗菜を加えて火を強め、
手早くいためる。
❸塩とこしょうで調味する。

食材紹介

青梗菜

100g あたり **9** kcal	食物繊維	1.2 g	ビタミンC	24 mg
	鉄	1.1 g	塩分	0.1 g

●通年出まわり、価格が安定しています。く
せのない味で、和洋中どんな料理にも使え
ます。
●β-カロテンやビタミンCなどのビタミン
類、カルシウムを多く含む緑黄色野菜で
す。アクが少なく、下ゆで不要で使えるので、
ビタミンCの損失を少なくできます。
●近ごろは青梗菜の菜花も出まわるように
なりました。青梗菜と同じように使えます。

下ゆで不要で
いためられる

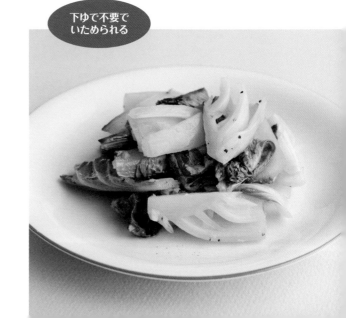

目新しい 油でいためてこくを出す
青梗菜のクリーム煮風

1人分 **96** kcal	食物繊維	1.0 g	ビタミンC	22 ㎎
	鉄	1.0 g	塩分	1.7 g

●油をしっかり使ってつやよくいためます。β-カロテンの体内への吸収も高まります。

●くせのない淡泊な味わいなので、牛乳のまろやかさにもよく合います。青梗菜と牛乳はカルシウムが多いコンビでもあります。

材料（2人分）

青梗菜 ………… 160 g
サラダ油 ………… 大さじ1/2

a
水 ………… 1/3ｶｯ
牛乳 ………… 1/2ｶｯ
顆粒ブイヨン … 小さじ1
砂糖 ………… 小さじ1/3
塩 ………… 小さじ1/4

b
かたくり粉 …… 小さじ1
水 ………… 小さじ2

ロースハムの薄切り‥20 g

作り方

❶青梗菜は葉の部分は長さを半分に切る。茎は縦に2～3つに切り、中心の部分は六つ割りにする。芯の部分は斜めに切り落とす。

❷フライパンに油を熱し、茎、中心、葉の順に加えていためる。

❸aを加えてさっと煮て、bを加えてとろみをつける。

❹器に盛り、ハムをみじん切りにして散らす。

牛乳で手軽な
クリーム煮に

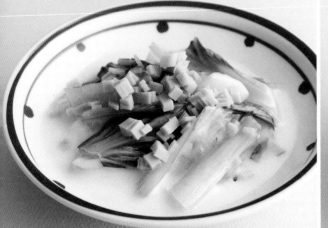

＋たんぱく質 厚揚げがビタミンの吸収も促す
青梗菜と厚揚げの煮物

1人分 **95** kcal	食物繊維	1.4 g	ビタミンC	19 ㎎
	鉄	2.3 g	塩分	0.8 g

●厚揚げでエネルギーとカルシウムをプラス。食べごたえのある一品です。

●青梗菜のβ-カロテンは厚揚げの油で体内に吸収されやすくなります。下ゆでは不要なので、ビタミンCの調理による損失も減らせます。

材料（2人分）

青梗菜 ………… 160 g
厚揚げ ………… 100 g
しょうが (せん切り) … 1/2かけ

a
だし ………… 1/3ｶｯ
みりん ……… 大さじ1/2
しょうゆ …… 大さじ1/2

作り方

❶青梗菜は3㎝長さに切り、茎は六つ割りにする。

❷厚揚げはざるにのせ、熱湯をまわしかけて油抜きをし、1㎝厚さに切る。

❸なべにaを入れて煮立て、②としょうがを入れて煮る。

❹再び煮立ったら、青梗菜を茎、葉の順に加えてしんなりとなるまで煮る。

カルシウムが多い
食材の組み合わせ

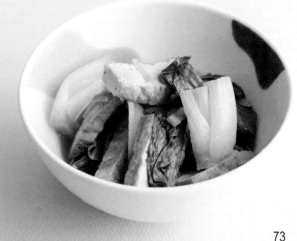

じゃが芋

でんぷんが多く、じゃが芋そのものが
エネルギー源になります。ビタミンCが多く、
調理による損失が少ないのも利点です。

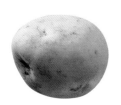

チーズでこくを深める
定番アレンジ

**カレーの香味で
箸が進む** 目新しい

**ごはんにもパンにも
合う** ＋たんぱく質

写真は1個135g
（皮を除いた正味重量）

食材紹介
じゃが芋

100g
あたり **51** kcal

食物繊維	9.8 g	ビタミンC	28 ㎎
鉄	1.0 g	塩分	0 g

●さまざまな品種が出まわるようになりま
した。さつま芋のように黄色いものも出て
きています。好みで選ぶのがおすすめです。
●主成分はでんぷんで、ビタミンB₁やビタ
ミンCも豊富。ビタミンCは熱に弱いので
すが、じゃが芋のビタミンCはでんぷんに
包まれているので損失が少ないという特徴
があります。
●長期保存が可能。りんごといっしょに保存
しておくと、発芽しにくくなります。

定番アレンジ チーズでこくを深める
クリーミーポテトサラダ

1人分 **182** kcal

食物繊維	9.2 g	ビタミンC	32 ㎎
鉄	0.7 g	塩分	0.9 g

●いつものポテトサラダにひとくふう。モッツァレ
ラチーズでこくが深まります。
●しっとりとなめらかなポテトサラダは、高齢者も
子どもも食べやすい一品です。

材料（2人分）

じゃが芋 ……………… 200 g
玉ねぎ (薄切り) ……… 30 g
生ハム (短冊切り) …… 15 g
a｛ 酢 …………… 大さじ1/2
サラダ油 ……… 小さじ1
塩 …………… ミニスプーン 1
モッツァレラチーズ … 30 g
マヨネーズ ………… 大さじ1
パセリ (ちぎる) …… 大さじ1

作り方
❶じゃが芋は皮をむいて一
口大に切り、なべに入れて
水をひたひたに注ぐ。塩少
量 (分量外) を加えて火にか
け、やわらかくなったら湯
を捨てて再び火にかけ、水
けをとばす。
❷玉ねぎは塩少量 (分量外)
をふって軽くもみ、水で洗
って水けを絞る。
❸aを混ぜ、チーズ、①を
加えてあえ、あら熱がとれ
るまでおく。
❹③に生ハム、②、マヨネ
ーズ、パセリを加えて混ぜる。

じゃが芋自体が
エネルギー源

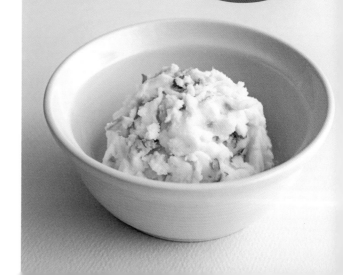

目新しい　カレーの香味で箸が進む
じゃが芋のカレー風味きんぴら

1人分 **149** kcal

食物繊維	9.4 g	ビタミンC	29 mg
鉄	0.8 g	塩分	0.4 g

●じゃが芋を、しょうゆとみりんでこっくりとした甘辛味のきんぴらに。カレー粉をアクセントに使います。

●油のこくやカレー粉の香味がきいて、塩分控えめでも満足感が高まります。

材料（2人分）
じゃが芋 ……………… 200 g
にんじん ……………… 20 g
油揚げ ……… 1/2枚 (10 g)
サラダ油 ………… 大さじ1
カレー粉 ………… 小さじ1
a｜しょうゆ ……… 大さじ1/2
　｜みりん ……… 大さじ1/2

作り方
❶じゃが芋は皮をむいて4cm長さの拍子木切りにする。にんじんは薄く切る。
❷油揚げは細切りにする。
❸フライパンに油を熱して①をいため、火が通ったら②とカレー粉を加えていためる。
❹aを加え、汁けをとばしながらいためる。

＋たんぱく質　ごはんにもパンにも合う
じゃが芋の明太子マヨあえ

1人分 **117** kcal

食物繊維	9.0 g	ビタミンC	40 mg
鉄	0.6 g	塩分	1.2 g

●ピリ辛の明太子で味にメリハリをつけます。

●ごはんやパンにも合います。お酒のおつまみにしたり、小腹がすいたりしたときもおすすめします。

材料（2人分）
じゃが芋 ……………… 200 g
明太子 ……… 1/2腹 (25 g)
a｜マヨネーズ 大さじ1 1/2
　｜砂糖 ………… 小さじ1/4
　｜塩 …………… 少量
小ねぎ (小口切り) …… 10 g

作り方
❶じゃが芋は皮をむいて一口大に切り、なべに入れて水をひたひたに注ぐ。塩少量(分量外)を加えて火にかけ、やわらかくなったら湯を捨てて再び火にかけ、水けをとばす。
❷明太子は一口大に切り、aを混ぜ合わせる。
❸①に②を加えてあえる。器に盛り、小ねぎをふる。

カレー粉で塩分控えめの甘辛味

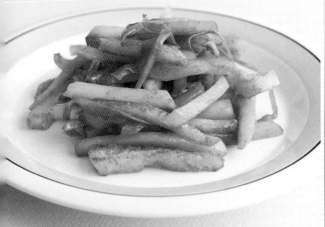

やわらかく、食べごたえあり

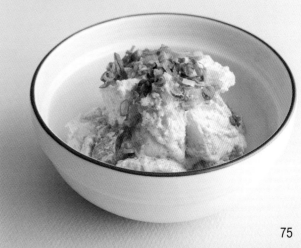

副菜の作りおき

冷蔵庫にあるとうれしい野菜や芋の副菜の作りおき。エネルギーがとれるもの、
ビタミンやミネラルが多いもの、食欲がないときにおすすめのものなどをご紹介します。

作りおきの前に 必見！

衛生面の注意点

食中毒を起こさないことは
鉄則です。
食中毒予防の三原則は…

**細菌をつけない
増やさない
やっつける**

家庭でできる食中毒予防のポイント
（厚生労働省「家庭でできる食中毒予防の6つのポイント」から抜粋）

・こまめに手を洗う。タオルやふきんは清潔なものにかえる。
・生の肉や魚は、生で食べるもの（野菜）などのそばに置かない。
・肉や魚を切ったら包丁やまな板は洗い、熱湯をかける。
　できれば、肉用、魚用、野菜用と別々にそろえてあるとよい。
・食材の加熱は充分に。目安は中心部分の温度が75℃で1分間以上。
・電子レンジを使うときは均一に加熱されるようにする。
・盛りつけは清潔な器具、食器を使う。
・冷蔵庫や冷凍庫の詰めすぎに注意。7割程度が目安。
・冷凍したものの解凍は冷蔵庫で。
　料理に使う分だけ解凍し、解凍が終わったらすぐに調理する。
・時間がたちすぎたり、ちょっとでもあやしいと思ったりしたら、思いきって捨てる。

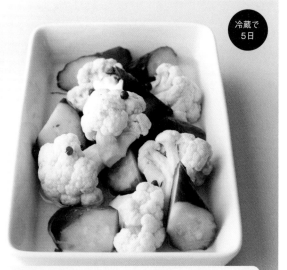

冷蔵で
5日

● きゅうりはさわやかな味とぽりぽりした食感が魅力。

● 甘ずっぱい味のピクルスは食欲をそそり、胃液の分泌もよくなります。

● カリフラワーのほかに、にんじんやセロリなどとの組み合わせもおすすめです。

電子レンジ加熱で手軽に
きゅうりとカリフラワーの
スイートピクルス

1人分 **36** kcal	食物繊維	1.6 g	ビタミンC	37 mg
	鉄	0.4 g	塩分	1.2 g

材料（2人分×2回）

きゅうり	2本 (200g)
カリフラワー	150g

a
酢	1/4ｶｯﾌﾟ
白ワイン (または酒)	大さじ2
砂糖	大さじ1
塩	小さじ1
ロリエ	1枚
粒ピンクこしょう (あれば)	少量

作り方

❶ きゅうりは一口大の乱切りにする。

❷ カリフラワーは小房に分ける。

❸ 耐熱容器に②とaを入れてラップをかけ、電子レンジで1分加熱する。

❹ ③に①のきゅうりを加え混ぜ、そのままさめるまでおいて味をなじませる。

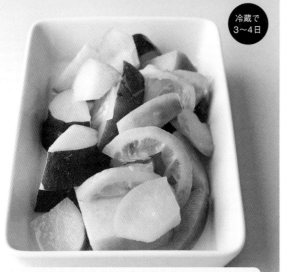

冷蔵で
3〜4日

●さつま芋は甘味があってエネルギーも高め。りんごの甘味と組み合わせると、うす味でもおいしく食べられます。

●レモンを使うとすっきりした味に仕上がるだけでなく、さつま芋の色がきれいに出ます。

バターの香りとこくをプラス
さつま芋とりんごの バターレモン煮

1人分 **157** kcal	食物繊維	3.0 g	ビタミンC	32 ㎎
	鉄	0.4 g	塩分	0.4 g

材料（2人分×2回）

さつま芋 …… 皮つき300 g
りんご ……… 皮つき1/2個
レモン ……………… 1/2個

a
- 砂糖 …………… 大さじ2
- 酒 …………… 大さじ1
- 塩 …………… 小さじ1/4

バター（とかす）
…………… 大さじ1（12 g）

作り方

❶さつま芋は一口大の乱切りにし、水にさらしてアクを除き、水けをきる。

❷りんごは薄いくし形に切って横半分に切る。レモンは薄い半月切りにする。

❸なべにさつま芋とかぶるくらいの水を入れて火にかけ、煮立ったら弱火でやわらかくなるまでゆでる。

❹ゆで湯を捨て、かぶるくらいの水とa、②を加えて弱火で煮る。

❺汁けがほぼなくなったら、バターを加えて混ぜる。

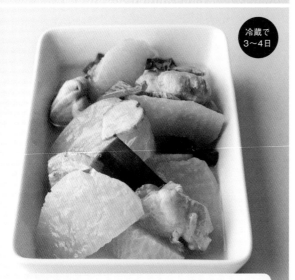

冷蔵で
3〜4日

●大根の煮物というと甘辛のしょうゆ味が主流ですが、スープ味もよく合います。ねぎとしょうがで香りをつけます。

●鶏肉を加えてうま味をプラス。たんぱく質やエネルギーもアップします。

鶏肉のうま味を大根に煮含ませる
大根のスープ煮

1人分 **166** kcal	食物繊維	2.1 g	ビタミンC	17 ㎎
	鉄	0.6 g	塩分	2.1 g

材料（2人分×2回）

大根 ……… 1/2本（400 g）
- 鶏もも肉 ………… 200 g
- 塩・酒 …………… 各少量
ねぎ（4㎝に切る）……… 1本
しょうが（薄切り）…… 1/2かけ
サラダ油 …… 大さじ1 1/2

a
- 水 …………… 1/2カップ
- 顆粒ブイヨン … 大さじ1
- しょうゆ ……… 大さじ1
- 塩 …………… 小さじ1

作り方

❶大根は一口大の乱切りにしてなべに入れ、たっぷりの水を加えて火にかけ、やわらかくなるまでゆでる。湯をきる。

❷鶏肉は食べやすい大きさに切り、塩と酒をふる。

❸なべに油を熱して①と②、ねぎ、しょうがをさっといためる。aを加え、味がなじむまで煮る。

応用ヒント 骨つき肉を使うとさらに味がよくなり、主菜にもなります。

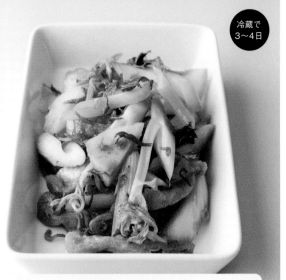

冷蔵で
3〜4日

●サラダや洋風の煮込み料理に使うことが多いセロ
リですが、和風の味にしてもおいしくなります。
●カルシウムが豊富なちりめんじゃこと、うま味の
ある油揚げを組み合わせて。さっぱりした味でご
はんにもよく合い、食欲をそそります。

和風の味にもよく合う
セロリのきんぴら

1人分 **78** kcal

食物繊維	0.9 g	ビタミンC	4 mg
鉄	0.4 g	塩分	0.8 g

材料（2人分×2回）

セロリ（筋を除く）………	200 g
油揚げ………	1枚（20 g）
ちりめんじゃこ………	大さじ2
赤とうがらし………	1本
サラダ油………	大さじ1
a みりん………	大さじ1
しょうゆ………	大さじ1
ごま油………	小さじ1

作り方

❶セロリは7〜8mm幅の斜
め切りに、油揚げも7〜8
mm幅の短冊切りにする。
❷赤とうがらしはへたと種
を除いて小口切りにする。
❸フライパンに油を熱し、
②とちりめんじゃこをいた
め、①を加えていためる。
❹aをまわし入れ、汁けが
少なくなるまでいためる。
仕上げにごま油を加える。

応用
ヒント　にんじんを加えるのもよいでしょう。

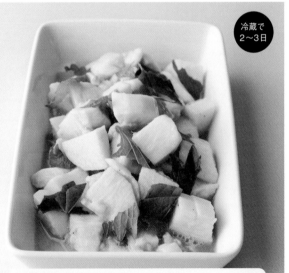

冷蔵で
2〜3日

●消化酵素を含み、生で食べられる長芋は、エネル
ギー補給とのど越しアップに活用したい食材です。
●梅干しの酸味と青じその香りで食欲が増します。
●サラダ油でこくを加えますが、エネルギーアップ
の効果も期待できます。

長芋は生で食べられるエネルギー源
長芋の梅たたき

1人分 **79** kcal

食物繊維	0.9 g	ビタミンC	5 mg
鉄	0.4 g	塩分	0.5 g

材料（2人分×2回）

長芋………	300 g
梅干し………	1個
青じそ（ちぎる）………	5枚
a 酢………	大さじ1 1/2
しょうゆ………	小さじ1
塩………	少量
サラダ油………	大さじ1

作り方

❶長芋は皮をむき、めん棒
などでたたいて割り砕く。
酢少量（分量外）を加えた水
にさらし、ざるにあげて水
けをきる。
❷梅干しは種を除き、包丁
で細かく刻む。
❸ボールにaを入れて混ぜ、
②を加える。①と青じそを
加えて混ぜ合わせる。

応用
ヒント　食べるときにいり白ごまをふると、さらに香ばしく
エネルギーアップにもなります。

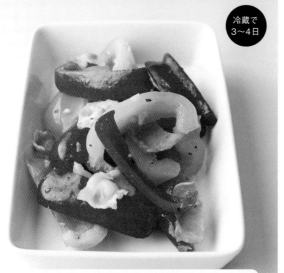

冷蔵で
3〜4日

ビタミン豊富なパプリカをたっぷり使って
パプリカのにんにく風味きんぴら

1人分 **81** kcal

食物繊維	1.0 g	ビタミンC	111 mg
鉄	0.3 g	塩分	0.5 g

材料（2人分×2回）

赤・黄パプリカ
………… 各1個（各150g）
ベーコンの薄切り …… 2枚
にんにく ……………… 1/4かけ
オリーブ油 ………… 大さじ1
塩 …………………… 小さじ1/3
こしょう …………… 少量

作り方

❶パプリカ2種はそれぞれ縦半分に切り、へたと種を除いて縦に1.5cm幅に切る。
❷ベーコンは1cm幅に切る。にんにくはみじん切りにする。
❸フライパンにオリーブ油とにんにくを入れて弱火にかけ、香りが立ったらベーコンと①を加えていためる。
❹全体に火が通ったら、塩とこしょうで調味する。

●彩りに使うことが多いパプリカをきんぴらに。量がしっかりとれてビタミンも豊富です。ベーコンで風味とエネルギーを高めます。
●にんにくの香味をきかせると食欲が出てきます。
●パスタの具などに利用するのもおすすめです。

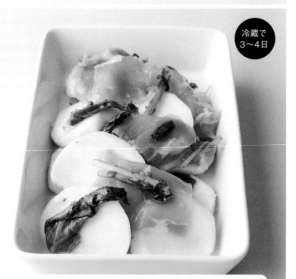

冷蔵で
3〜4日

オリーブ油でサラダ風に
かぶの洋風甘酢漬け

1人分 **90** kcal

食物繊維	1.4 g	ビタミンC	25 mg
鉄	0.5 g	塩分	0.5 g

材料（2人分×2回）

かぶ ………………… 200g
かぶの葉 …………… 50g
生ハム ……………… 30g
a｜酢 …………… 大さじ1
　｜塩 …………… 小さじ1/4
　｜オリーブ油…… 大さじ2

作り方

❶かぶは皮をむいて3mm厚さの輪切りにする。かぶの葉は塩少量（分量外）をふってもみ、しんなりとなったら水でさっと洗い、水けを絞る。
❷生ハムは食べやすい大きさに切る。
❸ボールにaを入れてよく混ぜ、①②を加えて混ぜる。

●かぶに生ハムを組み合わせ、サラダ風に仕上げました。オリーブ油を使うので、和風の甘酢漬けよりもエネルギーがとれてボリューム感もあります。
●かぶは根よりも葉のほうがビタミンCやβ-カロテンの含有量が多いので、むだなく使います。

応用ヒント　食べるときに粉チーズをふるのもおすすめです。

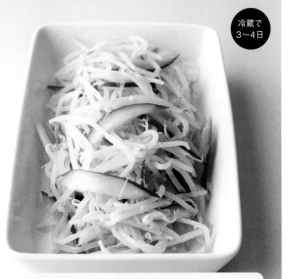

冷蔵で
3〜4日

心地よい食感が食欲をそそる
もやしのしょうが酢あえ

1人分 **29** kcal	食物繊維 1.4 g	ビタミンC 9 mg
	鉄 0.4 g	塩分 0.5 g

材料（2人分×2回）

もやし ················· 250 g
きゅうり ······· 1本（100 g）
しょうが ················· 1かけ

a
　酢 ··············· 大さじ2
　しょうゆ ········· 小さじ1/2
　砂糖 ··········· 小さじ1/2
　塩 ··············· 小さじ1/3
　こしょう ··········· 少量

いり白ごま ··········· 大さじ1

作り方

❶もやしは熱湯でゆでて水にとり、水けをきる。
❷きゅうりは縦半分に切り、斜めに薄く切る。塩少量（分量外）をふってしばらくおき、汁けを絞る。
❸しょうがはせん切りにする。
❹ボールにaを入れてよく混ぜ、①〜③を加えてあえる。ごまをふり混ぜる。

●もやしときゅうりの組み合わせ。しゃきしゃきとした食感が楽しめ、食欲を高めます。
●しょうがと酢、ごまで香味豊かです。
●食べるときにたんぱく質源として、蒸し鶏やゆで豚などを加えても。ボリュームが出ます。

応用
ヒント　練りがらしとしょうゆであえるのもおいしい。

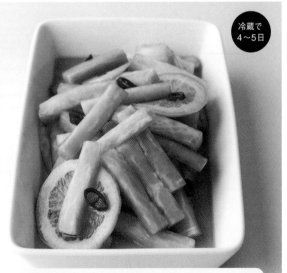

冷蔵で
4〜5日

大根の皮はむいて消化よく
大根のレモンじょうゆ漬け

1人分 **29** kcal	食物繊維 1.6 g	ビタミンC 20 mg
	鉄 0.3 g	塩分 1.3 g

材料（2人分×2回）

大根 ····················· 300 g
レモン ··················· 1/2個
赤とうがらし ··········· 1本

a
　しょうゆ ········· 大さじ2
　酢 ··············· 大さじ1
　砂糖 ··········· 大さじ1/2

作り方

❶大根は皮をむいて3cm長さの拍子木切りにする。
❷レモンは薄い輪切りにし、赤とうがらしはへたと種を除いて小口切りにする。
❸ボールにaを入れてよく混ぜ、①と②を加えて混ぜる。そのまま30分おいて味をなじませる。

●大根は使いきれずに冷蔵庫に残っていることがよくあります。そんなときにおすすめの一品。
●レモンの香りで唾液（だえき）が出てきます。大根の皮はむいて消化を助けます。
●大根を切って漬けるだけなので手間いらず。

応用
ヒント　かぶやにんじんなどを加えても美味です。

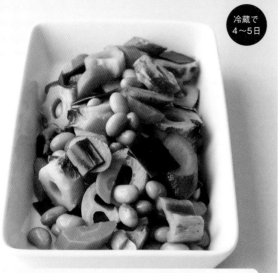

根菜と大豆で滋味深い
根菜たっぷり五目豆

1人分 **146** kcal	食物繊維	6.7 g	ビタミンC	14 mg
	鉄	1.7 g	塩分	1.5 g

材料（2人分×2回）

ゆで大豆	200 g
れんこん	100 g
ごぼう・ちくわ	各50 g
にんじん	80 g
こんぶ	乾10 g
だし	1 1/2ｶｯ
砂糖	大ｻｼ 1
しょうゆ	大ｻｼ 1 1/2

作り方

❶れんこんは乱切りにする。

❷ごぼうは皮をたわしで洗い、1cm幅の斜め切りにする。水にさらしてアクを除き、さっと下ゆでする。湯をきる。

❸にんじんは縦半分に切り、斜めに1cm幅に切る。ちくわは1cm幅の輪切りにする。こんぶは表面のよごれをぬれぶきんでふき、1cm角に切る。

❹なべに大豆、①〜③、だし、砂糖を入れて中火〜弱火で10分煮る。

❺しょうゆを加え、煮汁がほぼなくなるまで煮る。

●五目豆は大豆が主体ですが、根菜をたっぷりと入れて具だくさんにしました。食物繊維がしっかりとれ、ごはんによく合います。

●こんぶとちくわから出るうま味で、ごはんによく合います。お弁当や朝食のおかずにしても。

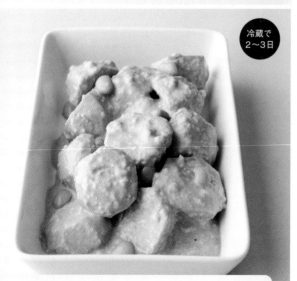

舌でつぶせるやわらかさ
里芋の白あえ

1人分 **146** kcal	食物繊維	3.5 g	ビタミンC	6 mg
	鉄	1.7 g	塩分	0.7 g

材料（2人分×2回）

里芋	300 g
もめん豆腐	1/2丁(150 g)
a 練り白ごま	大ｻｼ 2
砂糖	大ｻｼ 1
しょうゆ	大ｻｼ 1
枝豆 (ゆでてさやから出す)	30 g

作り方

❶里芋は皮をむいて水で洗い、1cm厚さの輪切りにする。なべに湯を沸かし、里芋を入れて約3分ゆでる。水にとってぬめりを洗い流し、水けをふきとる。

❷なべに湯を沸かし、豆腐を入れて弱火で2〜3分ゆでる。キッチンペーパーに包み、水けをよくふきとる。

❸すり鉢またはボールに②を入れ、すりこ木などでよくすりつぶす。aを加え混ぜ、①を加えてあえる。

❹器に盛り、枝豆を散らす。

●里芋は粘りけがあり、やわらかいので、よく煮れば舌でつぶして食べられます。口の中のぐあいがよくないときもおすすめします。

●たんぱく質が少しでもとれるように、あえ衣に豆腐を使い、練りごまの風味を加えます。

応用ヒント ゆずがあれば、刻んだ皮で風味を添えるのもおすすめです。

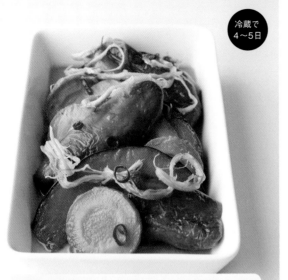

●野菜を網焼きにすると水分がとび、野菜の味が濃くなります。
●野菜からビタミンや食物繊維がとれます。大きく切ってあるので、量が無理なく食べられます。
●さきイカをつけ汁に加えると、うま味が出ます。

焼き野菜は味が濃い
焼き野菜の南蛮漬け

1人分 **82** kcal　食物繊維 2.9 g　ビタミンC 39 mg
鉄　　　0.6 g　塩分　　　1.4 g

材料（2人分×2回）
かぼちゃ ……… 皮つき250 g
ピーマン ………………… 60 g
にんじん ………………… 50 g
さきイカ ………………… 20 g
a｜酢 ………………… 大さじ2
　｜しょうゆ …… 大さじ1 1/2
　｜砂糖 ………… 大さじ1/2
　｜だし（または水）… 1/2カップ
　｜赤とうがらし …… 1本

作り方
❶かぼちゃは3mm厚さのくし形切りにし、にんじんは3mm厚さの輪切りにする。

それぞれラップに包み、電子レンジでやわらかくなるまで2分30秒ほど加熱する。
❷ピーマンは1個を縦4つに切り、へたと種を除く。
❸赤とうがらしはへたと種を除いて小口切りにする。小なべに入れ、aのその他の材料とさきイカを加えて煮立て、バットなどに移す。
❹フライパンに①と②を並べて軽く焼き色がつくまで焼き、③のつけ汁に入れる。ときどき上下を返して味をなじませる。

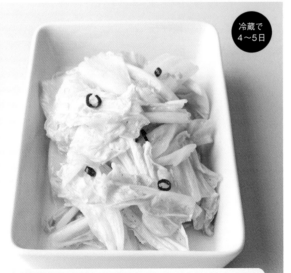

●塩漬けではなく、白菜をさっといためてから漬けるのでこくが出て、エネルギーもアップします。
●手早くいため、バットなどに広げて味をおちつかせるのがおいしさのコツ。
●しょうがをたっぷり入れると風味が増します。

白菜はいためてから漬ける
白菜の甘酢漬け

1人分 **72** kcal　食物繊維 1.3 g　ビタミンC 17 mg
鉄　　　0.3 g　塩分　　　0.4 g

材料（2人分×2回）
白菜 ………………… 350 g
しょうが ……………… 1かけ
サラダ油 ………… 大さじ1
a｜酢 ………………… 大さじ2
　｜砂糖 ………… 大さじ1/2
　｜塩 …………… 小さじ1/2
　｜ごま油 ……… 大さじ1
　｜赤とうがらし …… 1本

作り方
❶白菜はそぎ切りにする。しょうがはせん切りにする。

❷赤とうがらしはへたと種を除いて小口切りにする。aのその他の材料を混ぜ合わせる。
❸フライパンに油を熱してしょうがをいためる。香りが立ったら白菜を加え、大きく混ぜながらいためる。
❹油がまわったら②をまわし入れ、強火でさっといためる。バットなどに広げてさます。

応用
ヒント　かぶやにんじんなどを加えても美味です。

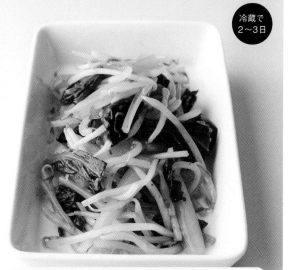

冷蔵で
2〜3日

●小松菜はビタミンだけでなく、カルシウムなどの
ミネラルも豊富です。
●食感をよくするために、もやしを加えます。
●たんぱく質もとりたい場合は、焼き豚や厚揚げを
加えるのがおすすめ。

もやしで食感よし
小松菜ともやしのナムル

1人分 **45** kcal | 食物繊維 1.4 g　ビタミンC 19 mg
鉄 1.3 g　塩分 1.0 g

材料（2人分×2回）

小松菜 ……………… 150 g
もやし ……………… 200 g
a
ごま油 ………… 大さじ1
しょうゆ ……… 大さじ1
砂糖 ………… 小さじ1/2
豆板醤
…… 小さじ1/2〜小さじ1
こしょう ………… 少量

作り方

❶小松菜はたっぷりの湯で
ゆでる。水にとって水けを
絞り、3〜4cm長さに切る。
❷もやしはひげ根を除き、
さっとゆでる。水にとって
さまし、ざるにあげて水け
をきる。
❸ボールにaを入れてよく
混ぜ、①②を加えて混ぜる。

応用
ヒント　卵を加えてさっといためると、また違った味わいに。

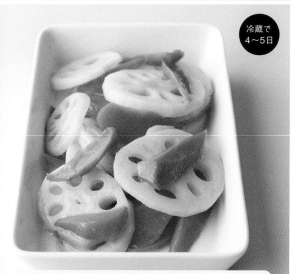

冷蔵で
4〜5日

●れんこんとにんじんは彩りだけでなく、栄養素の
相性も抜群。れんこんはビタミンCが多く、にんじ
んはβ-カロテンが豊富です。
●甘酢煮もおいしいのですが、油を使った甘酢いた
めはこくが出てエネルギーが上がります。

油でβ-カロテンの吸収も高まる
れんこんとにんじんの甘酢いため

1人分 **110** kcal | 食物繊維 2.0 g　ビタミンC 32 mg
鉄 0.4 g　塩分 0.5 g

材料（2人分×2回）

れんこん …………… 250 g
にんじん …………… 100 g
サラダ油 …………… 大さじ2
a
酢 ……………… 大さじ2
砂糖 ………… 大さじ1/2
塩 …………… 小さじ1/2

作り方

❶れんこんは5mm厚さの輪
切りにする。水にさらして
アクを除き、水けをきる。
❷にんじんは細長い乱切り
にする。
❸フライパンに油を熱し、
れんこんとにんじんをいた
める。野菜に火が通ったら
aを加えて調味する。

手作り
ドレッシング・
ディップ

味わいや食欲を
そそる香りだけでなく、
エネルギーや
栄養素もプラスします。

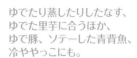

ゆでたり蒸したりしたなす、
ゆでた里芋に合うほか、
ゆで豚、ソテーした青背魚、
冷ややっこにも。

香味野菜ドレッシング

大さじ1 **36** kcal　　塩分 0.7g

材料（作りやすい分量）

青じそ ························· 2枚
小ねぎ ························· 1本
しょうが(すりおろす)··· 大さじ1
a｜しょうゆ・ごま油・酢
　　　············· 各大さじ2

作り方

①青じそは細かく刻む。小ね
ぎは小口切りにする。
②aを合わせてよく混ぜ、し
ょうがと①を加えて混ぜる。

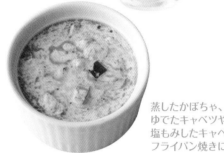

蒸したかぼちゃ、
ゆでたキャベツやグリーンアスパラ、
塩もみしたキャベツやセロリ、
フライパン焼きにしたサケや白身魚、
鶏肉やエビのフライなどに。

イタリアンヨーグルト
ガーリック

大さじ1 **20** kcal　　塩分 0.2g

材料（作りやすい分量）

トマト ······················ 40g
バジル ························· 2枚
にんにく ···················· 1/2かけ
プレーンヨーグルト ······ 1/4カッ
a｜オリーブ油 ··········· 大さじ1
　｜塩 ····················· 小さじ1/3

作り方

①トマトは1cmのさいの目に切
り、バジルは細かく刻む。にん
にくはみじん切りにする。
②ヨーグルトにaを加えてよく
混ぜ、①を加えて混ぜる。

せん切りにした大根や
オニオンスライスに合わせたり、
そうめんや冷やしうどんを
あえたり、ごはんや
冷ややっこの
トッピングにしたり。

長芋ディップ

大さじ1 **13** kcal　　塩分 0.3g

材料（作りやすい分量）

長芋 ···························· 50g
青じそ ························· 2枚
みょうが ····················· 1個
しょうゆ麹 (市販品)※
　·················· 大さじ1 1/2

※米麹としょうゆを混ぜ合わせて熟成
させたもの。または、市販の塩麹を用
いて、1/4量をしょうゆにかえたもの
で代用できる。甘めが好きな人は砂糖
少量を加えても。

作り方

①長芋は皮をむいて7〜8mmの
さいの目に切る。青じそとみょ
うがはそれぞれ細かく切る。
②ボールに①を入れ、しょうゆ
麹を加えて混ぜる。

ゆでたブロッコリーやカリフラワー、
じゃが芋、小松菜、きのこなどに。
蒸した白身魚や鶏肉にも合います。

濃厚ごま
ドレッシング

大さじ1 **87** kcal　　塩分 0.4g

材料（作りやすい分量）

練り白ごま ··············· 大さじ2
いり白ごま ··············· 小さじ2
いり黒ごま ··············· 小さじ1
マヨネーズ ··············· 大さじ4
しょうゆ ··············· 大さじ2/3

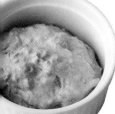

作り方

●すべての材料
を合わせてよく
混ぜる。

トマトとアボカドの
ドレッシング

大さじ1 **44**kcal　　塩分 0.3 g

材料（作りやすい分量）
トマト・アボカド ‥‥‥‥ 各40 g
玉ねぎ（みじん切り）‥‥‥‥ 大さじ1
a ｜ レモン果汁 ‥‥‥‥‥ 小さじ1
｜ 塩 ‥‥‥‥‥‥‥‥ 小さじ1/2
｜ オリーブ油 ‥‥‥‥ 大さじ2

作り方
❶トマトは乱切りにし、アボカ
ドは種と皮を除いてトマトと同
じ大きさの乱切りにする。
❷aを合わせてよく混ぜ、玉ね
ぎ、トマト、アボカドを加えて
混ぜる。

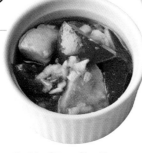

ゆでたブロッコリーや
カリフラワーに。
ゆで鶏、ゆで豚、ゆで卵、
冷ややっこ、
タコや白身魚などの刺し身、
スライスした
モッツァレラチーズなどに。

ゆでたブロッコリーやカリフラワー、
アスパラ、蒸したじゃが芋に。
鶏肉や白身魚のフライやムニエル、
鶏肉のから揚げ、パンに添えても。

いり卵の
タルタル風ディップ

大さじ1 **39**kcal　　塩分 0.1 g

材料（作りやすい分量）
卵 ‥‥‥‥‥‥‥‥‥‥‥‥ 1個
マヨネーズ ‥‥‥‥‥‥‥ 大さじ2
ピクルス（みじん切り）‥‥‥ 大さじ2
玉ねぎ（みじん切り）‥‥‥‥ 大さじ1
こしょう ‥‥‥‥‥‥‥‥‥ 少量
作り方
❶卵は割りほぐし、フライパン
を温めて流し入れ、いり卵を作る。
❷全材料を混ぜ合わせる。

蒸したり焼いたりした
かぼちゃやキャベツ、
蒸した玉ねぎ、
焼いた厚揚げや焼きイカ、
冷ややっこ、
パスタにからめても。

納豆とマヨネーズの
ディップ

大さじ1 **38**kcal　　塩分 0.4 g

材料（作りやすい分量）
ひき割り納豆 ‥‥‥‥ 1パック（50 g）
マヨネーズ ‥‥‥‥‥‥‥ 大さじ1
練りがらし ‥‥‥‥‥‥‥ 小さじ1
しょうゆ ‥‥‥‥‥‥‥ 大さじ1/2
らっきょうの甘酢漬け ‥‥ 20 g
作り方
●らっきょうはみじん切りにし、
全材料を混ぜ合わせる。

ヤムウンセン（タイ風はるさめサラダ）の調味料。
蒸したりゆでたりした野菜や芋
　（なす、白菜、かぼちゃ、さつま芋など）、
同じく、蒸したりゆでたりした鶏肉や
豚肉、エビなどに。ぎょうざやシューマイ、
冷やし中華のたれにしても。

タイ風ナンプラー
ドレッシング

大さじ1 **10**kcal　　塩分 1.0 g

材料（作りやすい分量）
しょうが ‥‥‥‥‥‥‥‥ 1かけ
にんにく ‥‥‥‥‥‥‥ 1/2かけ
パクチー（みじん切り）‥‥ 大さじ1
a ｜ レモン果汁 ‥‥‥‥ 大さじ3
｜ 砂糖 ‥‥‥‥‥‥‥ 大さじ1
｜ ナンプラー ‥‥‥ 大さじ1 1/2
｜ 青とうがらししょうゆ（市
｜ 販品）* ‥‥‥‥‥ 小さじ1

作り方
❶しょうがとにんにくはそれぞ
れみじん切りにする。
❷aを混ぜ合わせ、パクチーと
①を加えて混ぜる。

※しょうゆに刻んだ青とうがらしを加
えたもの。手に入らない場合は、赤と
うがらしを輪切りにしてしょうゆに加
えたもので代用を。

市販のマヨネーズ、ドレッシングのエネルギー

新鮮な野菜をおいしく！
エネルギーが高いものは塩分が低く、
ノンオイルやエネルギーカットのものは
塩分が高くなっています。

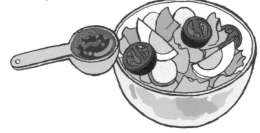

マヨネーズ・全卵型

大さじ1
（12g） **80** kcal　　　　　　塩分　0.2 g

マヨネーズ・卵黄型

大さじ1
（12g） **80** kcal　　　　　　塩分　0.2 g

マヨネーズタイプ調味料
（エネルギー 50%カット）

大さじ1
（15g） **39** kcal　　　　　　塩分　0.6 g

シーザードレッシング

大さじ1
（15g） **68** kcal　　　　　　塩分　0.4 g

サウザンアイランドドレッシング

大さじ1
（15g） **59** kcal　　　　　　塩分　0.5 g

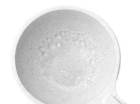

フレンチドレッシング・分離液状

大さじ1
（15g） **49** kcal　　　　　塩分　0.9 g

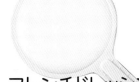

フレンチドレッシング・乳化液状

大さじ1
（15g） **56** kcal　　　　　塩分　1.0 g

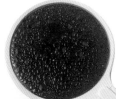

和風ドレッシング・しょうゆごま入り

大さじ1
（15g） **27** kcal　　　　　塩分　0.5 g

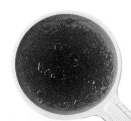

中華風ドレッシング

大さじ1
（15g） **36** kcal　　　　　塩分　0.8 g

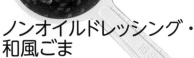

ノンオイルドレッシング・和風ごま

大さじ1
（15g） **12** kcal　　　　　塩分　1.1 g

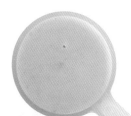

ごまドレッシング

大さじ1
（15g） **60** kcal　　　　　塩分　0.7 g

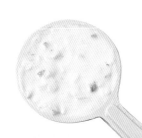

タルタルソース

大さじ1
（15g） **75** kcal　　　　　塩分　0.3 g

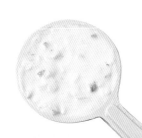

食欲を高めるワザ③ とろみ

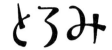

とろみとコクのメカニズム

とろみがある料理はコクを強く感じることが経験的に知られていましたが、そのメカニズムはわかりませんでした。

そこで、濃度が0.1%、0.2%、0.3%のとろみの度合いが異なる溶液を作り、香りをつけたものを用意し、香り（鼻先香と口中香※。48ページ）の強さ、広がり、持続性を調べてみました 図1 。

実験から、とろみで香りが持続することがわかりました。とろみがある溶液から放出される香り成分は、とろみがない溶液からの放出に比べて低下することがわかりました。

つまり、とろみがある溶液が食べ物の香りを閉じ込め、口の中に入ってから徐々に香りを放出するため、味わいの持続時間が長くなり、おいしさが強められると考えられます。

※鼻先香は、食べ物を口に入れる前に鼻で感じる香り。口中香は、食べ物を口に入れたあとに感じる香り。

図1 とろみのある溶液で感じられた香り（口中香）の広がりと持続性

■ とろみ剤なし
■ とろみ剤添加

香りの広がり

人数

濃度	とろみ剤なし	とろみ剤添加
0.1%	7	11
0.2%	4	14 *
0.3%	9	9

とろみ剤の添加濃度（%）

とろみ剤の添加で、香り（口中香）の広がりが強くなった。これは口中香を強く感じたことによるかもしれない。

香りの持続性

人数

濃度	とろみ剤なし	とろみ剤添加
0.1%	4	14 *
0.2%	7	11
0.3%	4	14 *

とろみ剤の添加濃度（%）

とろみ剤の添加で、香り（口中香）が持続することがわかった。

図・実験／西村敏英

$*：p<0.05$　n=18

食欲を高めるワザ④ 温度

温度と味の感じ方

　料理はさめないうちに食べたいものですが、冷やしたほうがおいしいものもあります。おいしく感じる温度は体温±25℃以上といわれます。熱いものは62℃以上、冷たいものは12℃以下がおいしく感じる温度になりますが、熱すぎたり冷たすぎたりすると、逆に味を感じにくくなります。

　果物の中には、ぶどう、りんご、さくらんぼ、柿など、冷やすと甘味が強く感じられるものがあります。それは、果物に含まれる果糖（フルクトース）は冷やすと甘味が強くなり、温めると弱くなるからです。同じ糖類のブドウ糖（グルコース）は、温度の違いによる甘味の感じ方に蔗糖（スクロース）との差はありません **図2**。

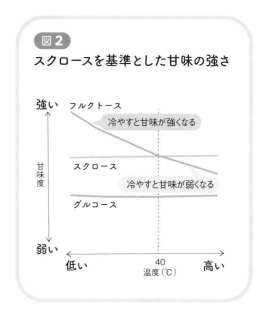

図2
スクロースを基準とした甘味の強さ

強い　フルクトース
冷やすと甘味が強くなる
甘味度　スクロース
冷やすと甘味が弱くなる
グルコース
弱い
低い　　40温度（℃）　　高い

食欲を高めるワザ⑤ 盛りつけ

山盛りにしないこともポイント

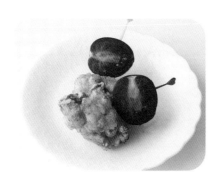

　食欲がないときは、料理を大きめのお皿に盛りつけて、全体量を少なく見せることもコツです。小ぶりの器に大盛りにすると、見ための ボリュームでおなかがいっぱいに。大皿盛りでなく、1人分ずつをお皿に盛りつけるのもコツです。

　食が細い人や子どもなどは、小さく切った食材を串やつまようじに刺してとめる「ピンチョス」のように盛りつけるのも一案（写真）。手にとりやすく、食べやすい盛りつけ例です。

西村敏英／女子栄養大学教授
出典：月刊『栄養と料理』連載「食べ物の不思議［おいしさ］を科学する」

まとめ
「おいしさ」は総合感覚

私たちはコクとおいしさを同義語として使うことが多いのですが、これらは同じものではありません。なぜなら、コクがある食べ物をおいしいと感じない人がいたり、逆にコクがなくてもおいしいと感じるものはたくさんあったりするからです 図1。

コクがある食べ物の味わいは、味、香り、食感の刺激で感じられる総合感覚で、おいしさを決める要因の一つになっています 図2。また、その強さは客観的に評価できると考え、コクは味、香り、食感に関する多くの刺激（複雑さ［深み］）で形成されるもので、それらの刺激に広がりや持続性が感じられる味わいである」と定義されています。

西村敏英／女子栄養大学教授
出典：月刊『栄養と料理』連載「食べ物の不思議［おいしさ］を科学する」

図1

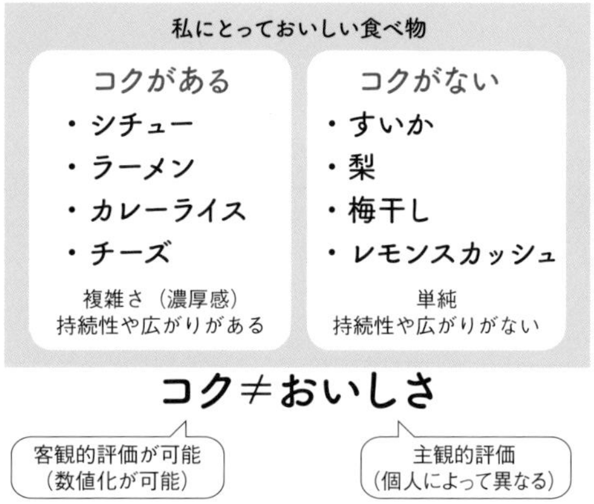

私にとっておいしい食べ物

コクがある	コクがない
・シチュー	・すいか
・ラーメン	・梨
・カレーライス	・梅干し
・チーズ	・レモンスカッシュ
複雑さ（濃厚感）持続性や広がりがある	単純 持続性や広がりがない

コク≠おいしさ

客観的評価が可能（数値化が可能）　　主観的評価（個人によって異なる）

図2

食べ物のおいしさを決めている要因

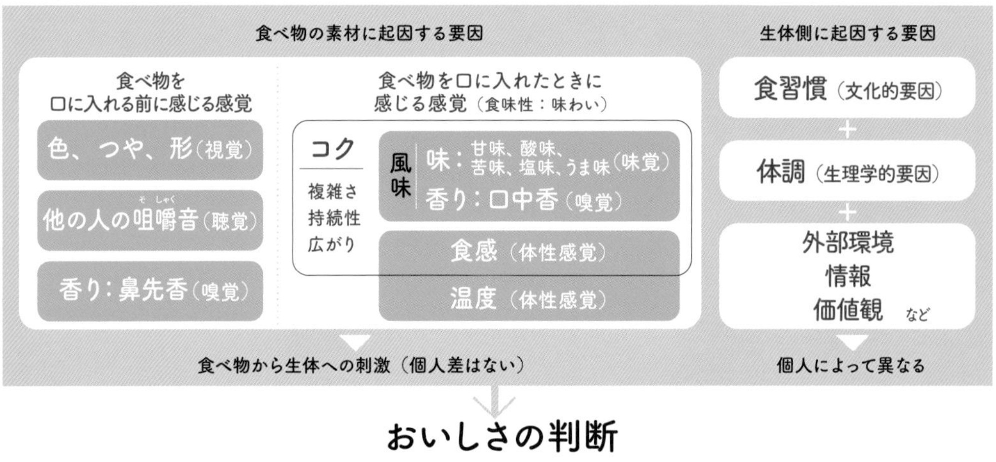

食べ物の素材に起因する要因　　　　　　　　生体側に起因する要因

食べ物を口に入れる前に感じる感覚

色、つや、形（視覚）

他の人の咀嚼音（聴覚）

香り：鼻先香（嗅覚）

食べ物を口に入れたときに感じる感覚（食味性：味わい）

コク 複雑さ 持続性 広がり

風味
味：甘味、酸味、苦味、塩味、うま味（味覚）
香り：口中香（嗅覚）

食感（体性感覚）

温度（体性感覚）

食習慣（文化的要因）
＋
体調（生理学的要因）
＋
外部環境 情報 価値観 など

食べ物から生体への刺激（個人差はない）　　　個人によって異なる

おいしさの判断

第3章

主食・一皿料理
エネルギーを上げる＆食べやすい

主食はエネルギーがいちばんとれる食事。
たんぱく質源の食材や野菜も入った一皿にすれば栄養価もアップです。

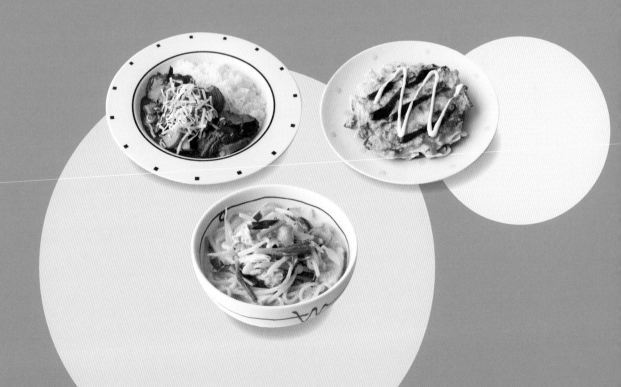

主食のエネルギー

ごはんやパン、めんなどは1回に食べる量が多く、大きなエネルギー源になります。
主食をしっかり食べれば満足感も違います。

丼めしは1杯300g、
すし飯やいなりずしは
1個35gくらいです

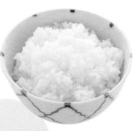

精白米ごはん

150g **234** kcal　　たんぱく質　3.0g
　　　　　　　　　　塩分　　　　0g

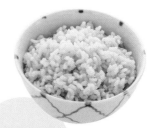

玄米ごはん

150g **228** kcal　　たんぱく質　3.6g
　　　　　　　　　　塩分　　　　0g

ごはんは塩分が
0gなのが利点

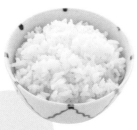

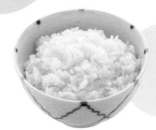

もち米ごはん

150g **282** kcal　　たんぱく質　4.7g
　　　　　　　　　　塩分　　　　0g

胚芽精米ごはん

150g **239** kcal　　たんぱく質　4.1g
　　　　　　　　　　塩分　　　　0g

冷やごはんの再利用で
考案されたという、
秋田県の郷土食

切りもち

1個
(50g) **112** kcal　　たんぱく質　1.8g
　　　　　　　　　　塩分　　　　0g

きりたんぽ

1本
75g **150** kcal　　たんぱく質　2.1g
　　　　　　　　　　塩分　　　　0g

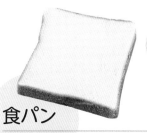

8枚切りは1枚45 g、
5枚切りは1枚70 gです

食パン

6枚切り
1枚60g **149** kcal

たんぱく質　4.4 g
塩分　　　　0.7 g

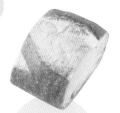

フランスパン

6cm幅
1切れ
50g **145** kcal

たんぱく質　4.3 g
塩分　　　　0.8 g

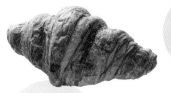

数個を1袋に入れても
層がこわれないように
油脂量を減らしたクロワッサン・
レギュラータイプは、
50gで203kcal です

クロワッサン・
リッチタイプ

1個
50g **219** kcal

たんぱく質　3.7 g
塩分　　　　0.6 g

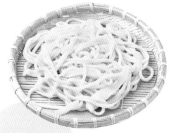

うどん・ゆで

1玉分
240g **228** kcal

たんぱく質　5.5 g
塩分　　　　0.7 g

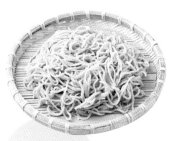

1.5％食塩水で
ゆでた場合。
スパゲティ自体は
塩分0 gです

そば・ゆで

1玉分
230g **299** kcal

たんぱく質　9.0 g
塩分　　　　0 g

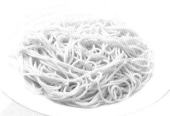

スパゲティ・ゆで

220g **330** kcal

たんぱく質 11.7 g
塩分　　　　2.6 g

卵とじ丼

| 1人分 **609** kcal | たんぱく質　21.2 g
塩分　　　　1.9 g |

簡単に作ることができ、
この丼でエネルギーも
たんぱく質もしっかりとれます。

たんぱく質源はツナ缶と
油揚げと卵です。
いずれも安価で
買いおきができます。

ごぼうから
食物繊維がとれます。
ごぼうはカット野菜を
使ってもOK！

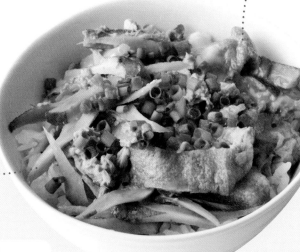

応用
ヒント

歯の具合がよくない、
胃腸の調子が悪いときは
ごぼうをやめて、
雑炊のように仕上げると
食べやすくなります。

応用
ヒント

ほうれん草などの青菜を
仕上がりに加えると、ビタミン類も
しっかりとれるようになります。

材料（2人分）

ごはん ……………………………… 400 g
油揚げ ……………………… 2枚(40g)
ごぼう ……………………………… 50 g
ツナ油漬け缶詰め ……………… 70 g
卵 (割りほぐす) ………………… 2個
a　だし …………………………… 2/3カップ
　　みりん・しょうゆ … 各大さじ1
小ねぎ (小口切り) ……………… 2本

作り方

❶油揚げは短冊切りにする。ごぼうは皮をたわしで洗って
笹がきにし、水にさらしてアクを除く。水けをきる。
❷ツナは缶汁をきる。卵は割りほぐす。
❸なべにaを入れて火にかけ、煮立ったら①とツナを加え
て煮る。
❹ごぼうに火が通ったら卵をまわし入れる。ふたをして弱
火にし、卵が半熟状になったら火を消す。
❺丼にごはんを盛って④をのせ、小ねぎを散らす。

冷やし納豆そば

1人分 **484** kcal　　たんぱく質　20.0 g
　　　　　　　　　　　　塩分　　　　3.0 g

山芋や長芋には、消化を助ける酵素「アミラーゼ」が含まれています。

納豆と山芋のねばねば食材を組み合わせた、のど越しのよいめんです。食欲があまりないときでも食べやすくなっています。

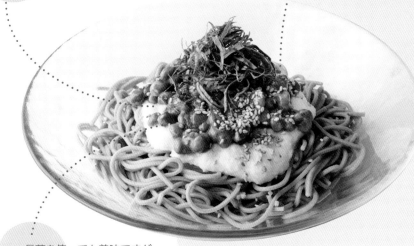

長芋を使っても美味ですが、山芋のほうがエネルギーが高くなります。

応用ヒント　納豆に卵黄を混ぜ合わせても。栄養がアップするだけでなく、うま味も増します。

材料（2人分）

そば ………………………… 乾200 g
｜納豆 ……………………… 2パッ(100 g)
｜しょうゆ ………………… 大さじ1/2
山芋 ……………………………… 100 g
青じそ ……………………………… 6枚
｜だし ……………………………… 1カップ
｜みりん …………………………… 大さじ1
｜しょうゆ ……………………… 大さじ1 1/2
いり白ごま ……………………… 小さじ1

作り方

❶なべにだしを入れて火にかけ、みりんとしょうゆを加えてひと煮立ちさせ、火を消してそのままさめるまでおく。
❷納豆はしょうゆを加えて混ぜる。山芋は皮をむいてすりおろす。青じそはせん切りにする。
❸そばは袋の表示に従ってゆで、水にとってさまし、ざるにあげて水けをきる。
❹器にそばを盛り、❶のつゆをかける。山芋、納豆、青じその順にのせ、ごまをふる。

トマトチーズカレー

1人分 **795** kcal

| たんぱく質 | 20.2 g |
| 塩分 | 2.8 g |

カレーのベースにトマト缶を加えます。
煮込むとトマトのうま味が増し、
カレールウを控えても
食べごたえは充分。

かぼちゃやにんじんなど、
栄養価の高い緑黄色野菜を
具にしました。

揚げなすは市販の
冷凍食品を活用。
簡単にできます。

チーズを散らしてエネルギーを足します。
カルシウムやビタミン B_2 も
とれるようにしました。

材料（2人分）

ごはん	400 g
鶏もも肉	150 g
塩・こしょう	各少量
玉ねぎ	100 g
にんじん	50 g
かぼちゃ	皮つき150 g
揚げなす (市販品・冷凍)	100 g
サラダ油	大さじ1
a　水	1/2カップ
a　ホールトマト缶詰め	200 g
a　ロリエ	1枚
カレールウ	40 g
ミックスチーズ※	30 g

※チェダーチーズやゴーダチーズなどを
組み合わせたシュレットタイプのチーズ。
手に入らなければ、とろけるタイプのチーズで代用できる。

作り方

❶鶏肉は一口大に切り、塩とこしょうで下味をつける。
❷玉ねぎはくし形に切り、にんじんは5mm厚さのいちょう
切りにする。かぼちゃは食べやすい大きさに切る。
❸なべに油を熱し、❶の鶏肉をいためる。肉の色が変わっ
たら、玉ねぎ、にんじん、かぼちゃを順に加えていためる。
❹aを加え、野菜がやわらかくなるまで弱火で煮て、なす
を加える。カレールウを加え、とろりとなるまで煮る。
❺器にごはんを盛ってカレーをかけ、チーズを散らす。

五目豆乳そば

1人分 546 kcal　たんぱく質　27.6 g
　　　　　　　　　　塩分　　　　3.2 g

豚肉だけでなく厚揚げも使うと、
安価でたんぱく質がとれるようになります。

スープに豆乳を使うと
やさしい味に。
エネルギーやたんぱく質、
カルシウムなどの栄養価も
アップします。

野菜は冷蔵庫にあるものを
組み合わせて。

**応用
ヒント**
豚肉をひき肉にかえると
噛みやすくなります。

**応用
ヒント**
市販の「いため野菜ミックス」などの
カット野菜を使うのも一案です。
野菜の下ごしらえの手間が省け、
簡単にできます。

材料（2人分）

中華めん（生）······················ 220 g
｜豚もも薄切り肉 ·············· 100 g
｜塩・こしょう ·············· 各少量
厚揚げ ······························· 50 g
ねぎ・にんじん ·············· 各30 g
もやし ···················· 1/2袋（100 g）
にら ································ 20 g
サラダ油 ····················· 大さじ1
　｜水 ···························· 1ヵ
　｜顆粒中国風だし ········ 小さじ1
a ｜しょうゆ ············· 大さじ1/2
　｜塩 ···················· 小さじ1/2
豆乳（成分無調整）············· 1 1/2ヵ

作り方

❶豚肉は一口大に切り、塩とこしょうで下味をつける。
❷厚揚げは一口大に切る。ねぎは斜め薄切りにし、にんじんは太めのせん切りにする。
❸もやしは洗って水けをきる。にらは3〜4cm長さに切る。
❹フライパンに油を熱して豚肉をいため、肉の色が変わったら②、③の順に加えてはいためる（具）。
❺なべにaを入れて煮立て、豆乳を加えて混ぜる（スープ）。中華めんは袋の表示に従ってゆで、湯をきる。
❻丼にめんを盛り、④の具をのせてスープをかける。

サバ缶と山芋のお好み焼き

1人分 **467** kcal

たんぱく質　20.2 g
塩分　　　　2.2 g

噛む力が弱っていても、
サバ水煮缶詰めなら
骨ごと食べられます。
買いおきもできる
たんぱく質源なので、
料理のレパートリーを
広げておくと便利です。

生地に山芋を加えると
ふわふわとした口当たりに
仕上がり、のど越しも
よくなります。

応用ヒント　小さく焼いて
間食にしてもよいでしょう。

マヨネーズ
大さじ 1/2 (6g) で
40 kcal プラス！

材料（2人分）

サバ水煮缶詰め ……………… 100 g
キャベツ ……………………… 100 g
ねぎ …………………………… 30 g
しょうが ……………………… 10 g
山芋 …………………………… 50 g
卵 ……………………………… 2個

a　小麦粉 …………………… 100 g
　　水 ……………………… 1/2ｶｯﾌﾟ
　　顆粒だし ……………… 大さじ1/2

サラダ油 …………………… 大さじ1
中濃ソース・マヨネーズ
　……………………………… 各大さじ1

応用ヒント　生地のかたさを調節するために牛乳を加えてもOK。
また、こくを出すために生地に
粉チーズを加えても。
どちらもエネルギープラスになります。

作り方

❶サバは缶汁をきる。
❷キャベツはせん切りにする。ねぎは小口切りにし、しょうがはせん切りにする。山芋は皮をむいてすりおろす。
❸ボールに卵を割りほぐし、aを加えて混ぜ、さらに②を加えて混ぜる（生地）。
❹フライパンに1/2量の油を熱し、生地の1/2量を流し入れる。丸く形を整え、①のサバの1/2量を置き、両面を焼いて火を通す。もう1枚も同様に作る。
❺器に盛り、中濃ソースとマヨネーズをかける。

ほうれん草と生ハムの
カルボナーラ風

1人分 670 kcal

たんぱく質　20.6 g
塩分　　　　1.5 g

カルボナーラならば
ソースを別に作らなくても、
おいしいパスタを作ることができます。

エネルギーが高い生クリームと
卵黄をソースに。
うま味とエネルギーを高めます。

粉チーズも
エネルギーアップに
一役買います。

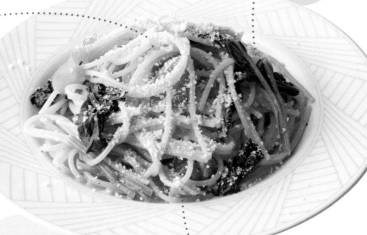

**応用
ヒント** ほうれん草のほか、ブロッコリーや
グリーンアスパラなども合います。

生ハムはハムやツナ缶など、
ストックしてある身近なものに
変更してもOK！

材料（2人分）

スパゲティ	………………	乾200 g
ほうれん草	………………	80 g
生ハム	………………	30 g
a	卵黄	2個
	生クリーム	1/2ᵈ
	粉チーズ	大さじ2/3
	塩・こしょう	各少量
粉チーズ	………………	大さじ2/3

作り方

❶ほうれん草は根元を切り除き、3㎝長さに切る。生ハムは食べやすい大きさに切る。

❷ボールにaを入れてよく混ぜる。

❸スパゲティは袋の表示に従ってゆでる。ゆで上がり1分前にほうれん草を加えてゆで、いっしょにざるにあげて湯をきる。

❹ゆでたての❸を❷に加えてからめ、生ハムを加える。

❺器に盛り、粉チーズをふる。

さきイカと大豆の炊き込みごはん

1人分 **261** kcal

たんぱく質　6.8 g
塩分　　　　0.8 g

かたくて噛みにくいさきイカですが、炊き込みごはんの具にするとやわらかくなります。うま味がごはんに出ておいしくなる効果も。

具だくさんの炊き込みごはんなので、あとは常備菜の野菜を添えるくらいでバランスのよい食事になります。

ゆで大豆、油揚げ、さきイカをたんぱく質源に。

さきイカは常温でストックできるのが利点。ゆで大豆も缶詰めだと常温で保存が可能です。

応用ヒント のど越しをよくするには、とろみのついたかきたま汁などを添えるのがおすすめです。

応用ヒント 最後に三つ葉などを散らすと香りがよくなります。

材料（2人分×3回）

米	2合 (300 g)
にんじん	60 g
ごぼう	50 g
油揚げ	1枚 (20 g)
ゆで大豆	50 g
さきイカ	20 g
サラダ油	大さじ1/2
a 水	2/3カップ
みりん	大さじ2
しょうゆ	大さじ1
塩	小さじ1/3

作り方

❶米は洗い、ざるにあげて30分以上おく。

❷にんじんは1cmのさいの目に切る。油揚げは短冊切りにする。

❸ごぼうは皮をたわしで洗い、笹がきにする。水にさらしてアクを除き、ざるにあげて水けをきる。

❹なべに油を熱し、②、③、大豆、さきイカを順に加えていため、aを加えて煮立てる。野菜がやわらかくなったら具と煮汁とに分ける。

❺炊飯器に①の米と④の煮汁を入れ、水を足して水加減をし、普通に炊く。

❻炊き上がったら④の具を加えて混ぜる。

・レシピは作りやすい分量。余った分は冷凍保存が可能です。

もちいなり

1人分 430 kcal　　たんぱく質 13.4 g　塩分 1.9 g

いなりずしのアレンジ版。
もちを使えば、すし飯を作る手間が省けます。

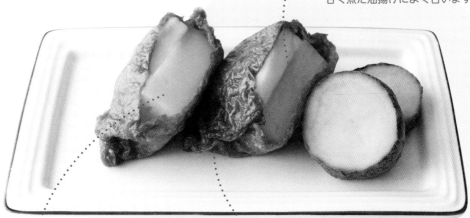

栄養価を高め、こくを加えて
おいしくするにはチーズがおすすめ。
チーズの塩けが
甘く煮た油揚げによく合います。

もちは電子レンジでやわらかく
加熱することができます。
長期保存できるのも便利。

市販の、いなりずし用に
味つけしてある油揚げを使ってもOK。
さらに手軽に作れます。

材料（2人分）

切りもち	4個 (200g)	
油揚げ	2枚 (40g)	
a	水	1/4カップ
	しょうゆ・砂糖	各大さじ1
プロセスチーズ	40 g	
さつま芋	皮つき70 g	

作り方

❶油揚げは長辺を半分に切り、開いて袋状にする。なべに a を入れて火にかけ、油揚げを加えて煮る。
❷もちは1個ずつ小さめの耐熱容器に入れ、湯をひたひたに加えて電子レンジで1個につき1分ずつ加熱してやわらかくする。湯をきる。
❸チーズは4等分にする。
❹①の油揚げ1枚に、もちとチーズを1個ずつ入れる。
❺さつま芋は5～6㎜厚さの輪切りにする。耐熱容器に入れ、ラップをして電子レンジで20～30秒ほど加熱してやわらかくする。
❻器にもちいなりを盛り、さつま芋を添える。

ほうとう風煮込みうどん

1人分 **446** kcal

たんぱく質 18.8 g
塩分 3.1 g

具だくさんの
ほうとううどんの
エネルギーアップ
バージョンです。

だしに豆乳を加えて
こくを出し、
栄養価も高めます。

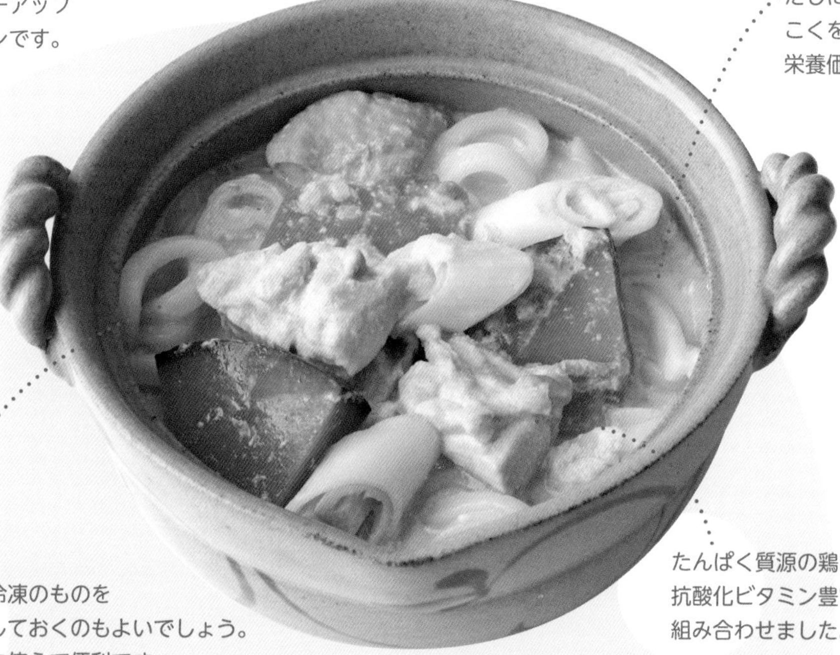

うどんは冷凍のものを
買いおきしておくのもよいでしょう。
さまざまに使えて便利です。

たんぱく質源の鶏肉を使い、
抗酸化ビタミン豊富なかぼちゃを
組み合わせました。

応用
ヒント 小松菜やほうれん草などの青菜を加えると、
抗酸化ビタミンがさらにアップします。

材料（2人分）

ゆでうどん	480 g
鶏もも肉	100 g
かぼちゃ	皮つき100 g
ねぎ	30 g
だし（または水）	1 1/2ｶｯ
みそ	大さじ2
豆乳（成分無調整）	1ｶｯ

作り方
❶鶏肉は一口大に切り、ねぎは1.5～2㎝幅の斜め切りにする。
❷かぼちゃは5～6㎜厚さのいちょう切りにし、ラップをかけて電子レンジで2分加熱する。
❸うどんは袋の表示に従ってゆで、ざるにあげて湯をきる。
❹なべにだしを入れて煮立て、①を入れて煮る。火が通ったらみそをとき入れ、②を加える。
❺豆乳と③のうどんを加えてひと煮立ちさせる。

エネルギーを上げるごはん料理とめんなど／うどん・サンド

アボカドサンド

1人分 **430** kcal

たんぱく質	11.0 g
塩分	1.3 g

彩りのきれいなサンドイッチは
食欲をそそります。

パンはエネルギーが高い
クロワッサンを使います。

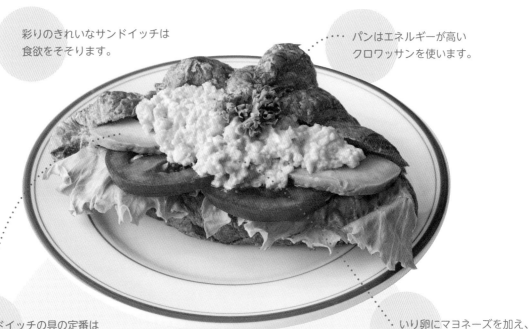

サンドイッチの具の定番は
きゅうりですが、同じく緑色が
きれいなアボカドを使うと
口当たりがよくなり、
エネルギーアップにもなります。

いり卵にマヨネーズを加え、
とろりとさせます。

応用
ヒント　ツナ缶をマヨネーズであえたものや、
スモークサーモンなどを具にしてもおいしくできます。

材料（2人分）

クロワッサン	……………	2個（100g）
アボカド	……………	1/4個（35g）
トマト	……………	中1個（200g）
レタス	……………	40g
卵	……………	2個
塩	……………	少量
マヨネーズ	……………	大さじ2
パセリ	……………	少量

作り方

❶アボカドは薄切りにする。トマトは薄い輪切りにし、レタスは食べやすい大きさにちぎる。

❷ボールに卵を割り入れ、塩を加えてかき混ぜる。なべに入れて中火にかけ、卵がかたまりかけたら弱火にし、菜箸4～5本でかき混ぜながらいる。

❸②のあら熱がとれたらマヨネーズを加えて混ぜる。

❹クロワッサンの厚みの中央に包丁で切り込みを入れ、レタス、トマト、アボカド、いり卵の順に重ねてはさみ、パセリを飾る。

運動で体重を維持（キープ）する！

運動のよいところ

　やせている人が普通体重（7ジ）を維持するには、食事でのエネルギー補給に加えて運動することがたいせつです。

　乗り物を使わないで歩くようにする、階段を使う、掃除のときは体を大きく動かすなど、日常生活で体を動かすことも運動になります。また、ウォーキングやジョギング、体操などを習慣的に行なうことも重要です。

　運動をすると、体力がつく、心臓や肺の機能が高まる、ストレス発散になる、よりよい睡眠やお通じを促すなど、たくさんの利点があります。

どんな運動をどのくらいすればいいの？

　1日にどのくらいの運動をするとよいか、基本となるのは「メッツ（METs）※」の考え方です。メッツは体を動かしたときに感じる強さを表わす指標で、安静時の状態を1として何倍のエネルギーを消費するかを示しています。生活活動のメッツ表、運動のメッツ表があります。1日の運動量の目安を考えるときに便利です。

※メッツ（METs）＝metabolic equivalentsの略称

生活活動のメッツ表

メッツ	3メッツ以上の生活活動の例
3.0	普通の歩行（平地、67m/分、犬を連れて）、電動アシスト付き自転車に乗る、家財道具の片付け、子どもの世話（立位）、台所の手伝い、大工仕事、梱包、ギター演奏（立位）
3.3	カーペット掃き、フロア掃き、掃除機、電気関係の仕事：配線工事、身体の動きを伴うスポーツ観戦
3.5	歩行（平地、75〜85m/分、ほどほどの速さ、散歩など）、楽に自転車に乗る（8.9km/時）、階段を下りる、軽い荷物運び、車の荷物の積み下ろし、荷づくり、モップがけ、床磨き、風呂掃除、庭の草むしり、子どもと遊ぶ（歩く／走る、中強度）、車椅子を押す、釣り（全般）、スクーター（原付）・オートバイの運転
4.0	自転車に乗る（≒16km/時未満、通勤）、階段を上る（ゆっくり）、動物と遊ぶ（歩く／走る、中強度）、高齢者や障がい者の介護（身支度、風呂、ベッドの乗り降り）、屋根の雪下ろし
4.3	やや速歩（平地、やや速めに＝93m/分）、苗木の植栽、農作業（家畜に餌を与える）
4.5	耕作、家の修繕
5.0	かなり速歩（平地、速く＝107m/分）、動物と遊ぶ（歩く／走る、活発に）
5.5	シャベルで土や泥をすくう
5.8	子どもと遊ぶ（歩く／走る、活発に）、家具・家財道具の移動・運搬
6.0	スコップで雪かきをする
7.8	農作業（干し草をまとめる、納屋の掃除）
8.0	運搬（重い荷物）
8.3	荷物を上の階へ運ぶ
8.8	階段を上る（速く）

メッツ	3メッツ未満の生活活動の例
1.8	立位（会話、電話、読書）、皿洗い
2.0	ゆっくりした歩行（平地、非常に遅い＝53m/分未満、散歩または家の中）、料理や食材の準備（立位、座位）、洗濯、子どもを抱えながら立つ、洗車・ワックスがけ
2.2	子どもと遊ぶ（座位、軽度）
2.3	ガーデニング（コンテナを使用する）、動物の世話、ピアノの演奏
2.5	植物への水やり、子どもの世話、仕立て作業
2.8	ゆっくりした歩行（平地、遅い＝53m/分）、子ども・動物と遊ぶ（立位、軽度）

運動のメッツ表

メッツ	3メッツ以上の運動の例
3.0	ボウリング、バレーボール、社交ダンス（ワルツ、サンバ、タンゴ）、ピラティス、太極拳
3.5	自転車エルゴメーター（30〜50ワット）、自体重を使った軽い筋力トレーニング（軽・中等度）、体操（家で、軽・中等度）、ゴルフ（手引きカートを使って）、カヌー
3.8	全身を使ったテレビゲーム（スポーツ・ダンス）
4.0	卓球、パワーヨガ、ラジオ体操第1
4.3	やや速歩（平地、やや速めに＝93m/分）、ゴルフ（クラブを担いで運ぶ）
4.5	テニス（ダブルス）*、水中歩行（中等度）、ラジオ体操第2
4.8	水泳（ゆっくりとした背泳）
5.0	かなり速歩（平地、速く＝107m/分）、野球、ソフトボール、サーフィン、バレエ（モダン、ジャズ）
5.3	水泳（ゆっくりとした平泳ぎ）、スキー、アクアビクス
5.5	バドミントン
6.0	ゆっくりとしたジョギング、ウェイトトレーニング（高強度、パワーリフティング、ボディビル）、バスケットボール、水泳（のんびり泳ぐ）
6.5	山を登る（0〜4.1kgの荷物を持って）
6.8	自転車エルゴメーター（90〜100ワット）
7.0	ジョギング、サッカー、スキー、スケート、ハンドボール*
7.3	エアロビクス、テニス（シングルス）*、山を登る（約4.5〜9.0kgの荷物を持って）
8.0	サイクリング（約20km/時）
8.3	ランニング（134m/分）、水泳（クロール、ふつうの速さ、46m/分未満）、ラグビー*
9.0	ランニング（139m/分）
9.8	ランニング（161m/分）
10.0	水泳（クロール、速い、69m/分）
10.3	武道・武術（柔道、柔術、空手、キックボクシング、テコンドー）
11.0	ランニング（188m/分）、自転車エルゴメーター（161〜200ワット）

メッツ	3メッツ未満の運動の例
2.3	ストレッチング、全身を使ったテレビゲーム（バランス運動、ヨガ）
2.5	ヨガ、ビリヤード
2.8	座って行うラジオ体操

※試合の場合。

1日の運動量の目安

●18〜64歳
3メッツ以上の生活活動を**毎日1時間**＋
3メッツ以上の運動を**毎週1時間**

●65歳以上
メッツを問わず、日常の生活活動を
毎日40分

●血圧や血糖値、脂質などの数値が高くて治療を受けている人
かかりつけの医師や管理栄養士に相談してください。

出典　厚生労働科学研究費補助金（循環器疾患・糖尿病等生活習慣病対策総合研究事業）「健康づくりのための運動基準2006改定のためのシステマティックレビュー」（研究代表者：宮地元彦）

ココカラ＋10
プラス　テン

今より10分多く体を動かすことで、健康寿命（健康上の問題で日常生活が制限されることなく生活できる期間）をのばすことを目的にしています。

いつ＋10しますか？
あなたの1日をふり返ってみましょう。

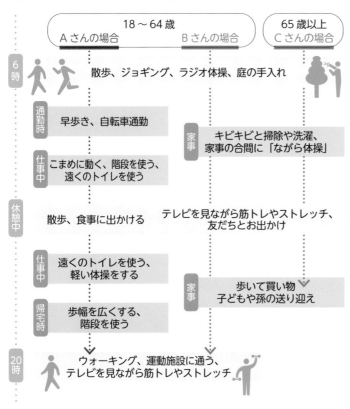

	18〜64歳		65歳以上
	Aさんの場合	Bさんの場合	Cさんの場合

6時　散歩、ジョギング、ラジオ体操、庭の手入れ

通勤時　早歩き、自転車通勤

仕事中　こまめに動く、階段を使う、遠くのトイレを使う

家事　キビキビと掃除や洗濯、家事の合間に「ながら体操」

休憩中　散歩、食事に出かける　テレビを見ながら筋トレやストレッチ、友だちとお出かけ

仕事中　遠くのトイレを使う、軽い体操をする

家事　歩いて買い物　子どもや孫の送り迎え

帰宅時　歩幅を広くする、階段を使う

20時　ウォーキング、運動施設に通う、テレビを見ながら筋トレやストレッチ

安全のために
誤ったやり方で体を動かすと思わぬ事故やけがにつながるので、注意が必要です。

☐ 体を動かす時間は少しずつ増やしていく
☐ 体調が悪いときは無理をしない
☐ 病気や痛みのある場合は、医師や健康運動指導士などの専門家に相談を

毎日をアクティブに
暮らすために
こうすれば＋10

地域で
●家の近くに、散歩に適した歩道やサイクリングを楽しめる自転車レーンはありませんか？
●家の近くの公園や運動施設を見つけて利用しましょう。
●地域のスポーツイベントに積極的に参加しましょう。
●ウィンドウショッピングなどに出かけて、楽しみながら体を動かしましょう。

職場で
●自転車や徒歩で通勤してみませんか？
●職場環境を見直しましょう。体を動かしやすい環境ですか？
●健診や保健指導をきっかけに、体を動かしましょう。

人々と
●休日には、家族や友人と外出を楽しみましょう。
●困ったことや知りたいことがあったら、市区町村の健康増進センターや保健所に相談しましょう。
●電話やメールだけでなく、顔を合わせたコミュニケーションを心がけると、自然に体も動きます。

出典：「アクティブガイド―健康づくりのための身体活動指針」（厚生労働省健康局がん対策・健康増進課）より抜粋

第 4 章

汁物
食べやすい具だくさん汁&スープ

野菜が中心の "食べる" 感覚の具だくさん汁物です。
やわらかく噛みやすい、とろりとして飲み込みやすいなど、
野菜が食べにくかったり、
食欲がなかったりするときのアイデアレシピもあります。

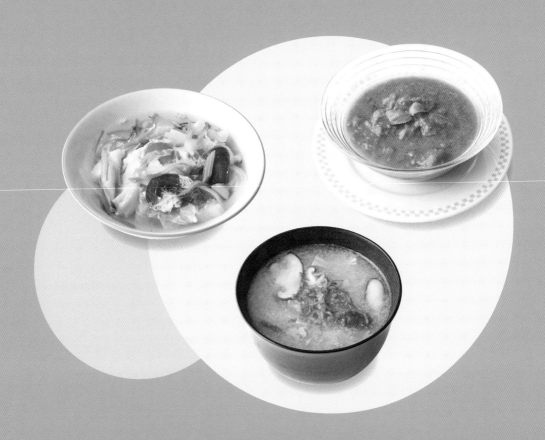

かぼちゃのポタージュ

1人分 **243** kcal

食物繊維 3.9 g	ビタミンC 46 mg
鉄 0.7 g	塩分 1.1 g

ビタミン類が豊富で
エネルギーが高いかぼちゃを、
たっぷりと使った
やさしい味のスープです。

口の中や消化器などへの
刺激が少なく、
エネルギーもしっかりとれます。

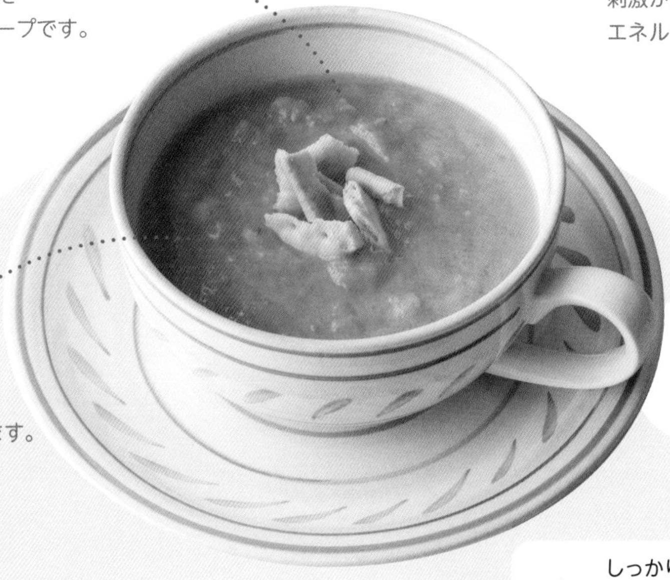

生クリームを加えれば
さらにこく深く、
エネルギーが高くなります。

多めに作り、小分けにして
冷凍しておくと便利です。

応用ヒント　しっかり嚙める場合は
ゆでたほうれん草や
ブロッコリーを加えても。
ビタミン類がさらにとれます。

材料（2人分）

かぼちゃ	200 g
玉ねぎ	50 g
バター	大さじ2/3（8 g）
a 水	1/2ヵ゚
牛乳	1ヵ゚
顆粒ブイヨン	小さじ2/3
塩	ミニスプーン1
こしょう	少量
生クリーム	大さじ2
クラッカー	2枚

作り方

❶かぼちゃは皮を除き、一口大に切る。

❷玉ねぎは薄切りにする。

❸なべにバターをとかし、②をいためる。しんなりとなったら①を加え、よくいためる。

❹aを加え、煮立ったらアクを除いて火を弱める。

❺かぼちゃがやわらかくなったらフォークやマッシャーなどでつぶし、塩とこしょうで調味する。最後に生クリームを加えて火を消す。

❻器に盛り、クラッカーを砕いてのせる。

酸辣湯
さん・らー・たん

1人分 **123** kcal	食物繊維	1.5 g	ビタミンC	9 ㎎
	鉄	1.3 g	塩分	1.6 g

こしょうをピリッと
きかせるとおいしい。

酢とトマトの酸味で食欲が出るので、
食事を楽しむことができます。

豆腐や卵などの
たんぱく質がとれる
"おかずスープ"です。

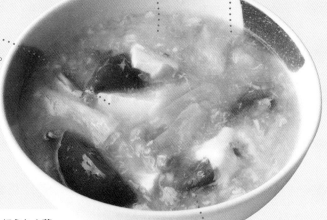

応用
ヒント　レタスを青梗菜やほうれん草、
豆苗などにかえるのもおすすめです。

トマトからうま味が出るだけでなく、
彩りがきれいになるので、
食卓が明るくなります。

材料（2人分）

卵 (割りほぐす)	1個
絹ごし豆腐	100 g
トマト	75 g
玉ねぎ・レタス	各50 g
ごま油	大さじ1/2
a　水	1 1/2カップ
塩	小さじ1/3
顆粒中国風だし	小さじ1
こしょう	少量
かたくり粉	大さじ1/2
水	大さじ1
酢	大さじ1

作り方

❶豆腐は食べやすい大きさに切る。トマトはくし形に切る。
❷玉ねぎは薄切りにする。レタスは食べやすい大きさにちぎる。
❸なべにごま油を熱して玉ねぎをいため、透き通ったらa を加えて煮立てる。
❹豆腐とトマトを加えてひと煮立ちさせ、水どきかたくり粉を加えてとろみをつける。
❺レタスと卵を加えて混ぜ、酢を加える。

コーンスープ

1人分 **109** kcal

食物繊維	0.9 g	ビタミンC	3 mg
鉄	0.3 g	塩分	1.2 g

応用ヒント
クリームコーンでも消化が気になる場合はじゃが芋ベースのスープにして、クリームコーンを香りづけに少量入れるとよいでしょう。

粒状のとうもろこしは皮が少しかたくて消化がよくないことも。クリームコーンならば、あまり気にすることもありません。

牛乳でカルシウムもしっかりとれます。

クリームコーン（缶詰め）を利用し、牛乳でのばして調味した簡単スープ。

応用ヒント
生クリームを加えるとさらにエネルギーが高くなりますが、動物性脂肪も多くなります。

コーンは甘味があって食べやすい。エネルギーも高めの野菜です。

材料（2人分）

クリームコーン (缶詰め) ····· 100 g
牛乳 ···························· 1 ¹ ⁄ ² ⁵ ⁿ
顆粒ブイヨン ················· 小 ⁵ ⁿ 1
塩・こしょう ················· 各少量
パセリ (みじん切り) ············ 少量

作り方

❶なべにコーン、牛乳、ブイヨンを入れて火にかけ、煮立ったら火を弱めて2～3分煮る。
❷塩とこしょうを加えて調味する。
❸器に盛り、パセリをふる。

豚汁

1人分 **109** kcal

食物繊維	2.7 g	ビタミンC	9 mg
鉄	0.9 g	塩分	1.7 g

野菜と豚肉のうま味たっぷりの汁物。
塩分控えめでも食材のうま味がカバーして
おいしく食べられます。

豚肉の脂肪で
にんじんのβ-カロテンの
体内への吸収がよくなります

大根、にんじん、
ごぼうなどの根菜から
食物繊維がとれます。

多めに作り、みそを入れる直前のものを
保存しておくのもおすすめ。
食べるときに温めてみそをとき入れると、
できたてのおいしさが楽しめます。

材料（2人分）
豚もも薄切り肉 ················· 50 g
大根 ································ 100 g
にんじん ···························· 40 g
ごぼう ······························· 30 g
ねぎ ································· 20 g
サラダ油 ························ 小さじ 1
だし ···························· 1 1/2カップ
みそ ·························· 大さじ 1 1/2

作り方
❶豚肉は3cm幅に切る。
❷大根は5mm厚さのいちょう切りに、にんじんは細長い乱
切りにする。ごぼうは皮をたわしでこすって洗い、1cm幅
の輪切りにし、水にさらして水けをきる。
❸ねぎは5mm幅の小口切りにする。
❹なべに油を熱して豚肉をいため、色が変わったら❷の野
菜を加えていためる。
❺だしを加え、アクを除きながら煮る。野菜がやわらかく
なったらみそをとき入れ、ねぎを加える。

里芋と根菜のけんちん汁

1人分 **96** kcal

食物繊維	2.0 g	ビタミンC	4 mg
鉄	1.0 g	塩分	0.8 g

本来なら豆腐を材料にしますが、
水きりの手間が不要で
エネルギーが
上げられる厚揚げを
使って作ります。

でんぷんを多く含む芋類の中でも
里芋はエネルギーが高いのが利点。

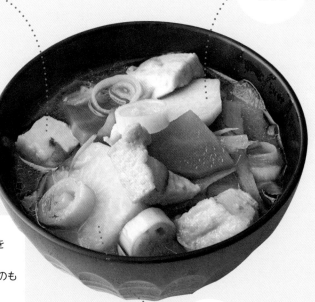

応用ヒント

仕上げにごま油を
少量加えたり、練りごまを
とかし入れたりして
エネルギーをプラスするのも
よいでしょう。
香味も高まります。

里芋をじゃが芋や
さつま芋にかえると、
また違う味が楽しめます。

材料（2人分）

厚揚げ	50 g
里芋	70 g
ごぼう・にんじん	各20g
ねぎ (小口切り)	10 g
サラダ油	小さじ1

a
だし	1 1/2ヵ
しょうゆ	小さじ1
みりん	小さじ1
塩	少量

作り方

❶厚揚げは食べやすい大きさに切る。

❷里芋は皮をむいて5〜6mm厚さに切る。

❸ごぼうは皮をたわしでこすって洗い、笹がきにする。水にさらしてアクを除き、水けをきる。にんじんは5mm厚さのいちょう切りにする。

❹なべに油を熱して①と③をいため、aと②を加えて煮る。

❺野菜がやわらかくなったら、ねぎを加えてひと煮する。

野菜スープ

1人分 **100** kcal

食物繊維 1.3 g	ビタミンC 20 mg
鉄 1.1 g	塩分 1.2 g

あわただしい朝も食べやすい、
野菜たっぷりの定番スープです。

火の通りが早い卵を
割り入れます。
卵にハムやツナ缶を
加えてボリュームを
出すのもよいでしょう。

トマト味をベースにしましたが、
牛乳を加えてクリーム味に
するのもおいしい。

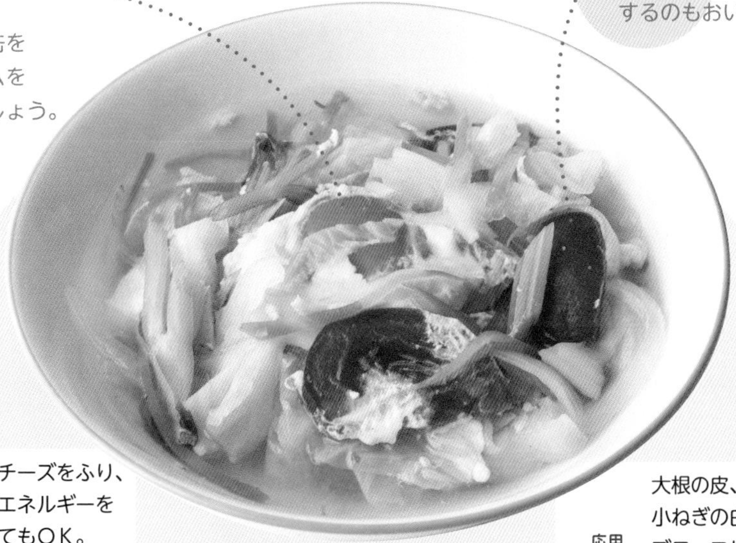

応用ヒント 食卓で粉チーズをふり、
うま味とエネルギーを
プラスしてもOK。
カルシウムもとれます。

応用ヒント 大根の皮、かぶの皮、
小ねぎの白い部分、ねぎの青い部分、
ブロッコリーの茎など、
普段は捨てている部分を使っても
おいしくできます。

材料（2人分）

卵	2個
キャベツ	70 g
玉ねぎ・セロリ	各20 g
トマト	50 g
にんじん	10 g
a 水	1 1/2ｶｯﾌﾟ
顆粒ブイヨン	小さじ1
塩	小さじ1/4
こしょう	少量

作り方

❶キャベツは食べやすい大きさに切り、玉ねぎは薄切りにする。セロリは筋を除いて1.5～2cm幅の斜め切りにし、にんじんはせん切りにする。

❷トマトはくし形切りにする。

❸なべにaを入れて火にかけ、煮立ったら①を加え、再び煮立ったら②を加える。

❹野菜がやわらかくなったら、卵を割り入れて半熟状に仕上げる。

れんこんのすり流し汁

| 1人分 **100**kcal | 食物繊維 | 1.5 g | ビタミンC | 27 mg |
| | 鉄 | 0.5 g | 塩分 | 0.9 g |

・・・すりおろしたれんこんを
仕上がりに加えることで、
うま味ととろみが楽しめるようになります。

口の中の状態があまりよくないときも、
すりおろせば、
れんこんも食べることができます。
れんこんはエネルギーが
高いのもうれしい。

・・・鶏肉としいたけの
うま味を生かします。
鶏肉をタイやスズキなどの
白身魚にすれば、
さらに噛みやすくなります。

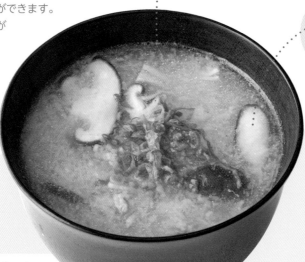

応用
ヒント
だしの半分を豆乳にすると
エネルギーアップになります。

応用
ヒント
小ねぎを三つ葉にかえたり、
ゆずの皮の香りを
添えたりすると、また違った風味に。

材料（2人分）

鶏もも肉	50 g
れんこん	100 g
生しいたけ	2枚
だし（または水）	1 1/2㌍
a しょうゆ	小ˢじ1
みりん	大ˢじ1/2
塩	少量
小ねぎ（小口切り）	10 g

作り方

❶鶏肉は一口大に切る。れんこんは皮をむいてすりおろす。
しいたけは石づきを除いて薄く切る。

❷なべにだしと鶏肉を入れて火にかけ、煮立ったら火を弱
めてアクを除く。

❸aを加えて調味し、れんこんとしいたけを加えてひと煮
する。

❹器に盛り、小ねぎをちらす。

114

冷や汁

1人分 **71** kcal

食物繊維	0.9 g	ビタミンC	1 mg
鉄	0.8 g	塩分	1.9 g

みょうがと青じその香りで
食欲が増します。
干物の魚のくせを消すこともできます。

蒸し暑い夏の食欲が落ちたときに
おすすめの汁物です。
干物のうま味を生かし、
よく冷やしてから食卓へ。

応用ヒント アジを使いましたが、
サバやサンマなどの
干物を使っても
おいしくできます。

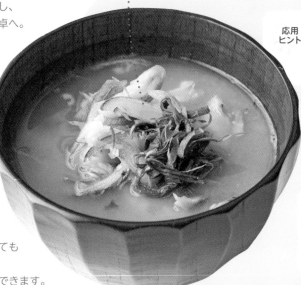

応用ヒント 香りづけと
エネルギーアップに、
いり白ごまを刻んで
加えるのも
おすすめです。

そうめんやごはんにかけても
おいしく食べられます。
主食でエネルギーも確保できます。

材料（2人分）

アジの干物	小1枚 (65g)
みょうが	1個
青じそ	6枚
だし	1 1/2カップ
みそ	大さじ 1 1/2

作り方

❶アジの干物は魚焼きグリルで焼き、頭と骨をとり除いて
細かくほぐす。

❷みょうがと青じそはそれぞれせん切りにする。

❸なべにだしを入れて火にかけ、温まったら①を加えてみ
そをとき入れる。火を消し、あら熱がとれたら冷蔵庫で冷
やす。

❹器に盛り、みょうがと青じそを添える。

豆腐と豚ひき肉の
とろみスープ

1人分 **163** kcal	食物繊維 0.7 g	ビタミンC	3 mg
	鉄 1.2 g	塩分	1.2 g

豆腐とひき肉のやさしい口当たりのスープ。
のどが痛いときなどにもおすすめです。

豆腐とひき肉で
たんぱく質もとれます。

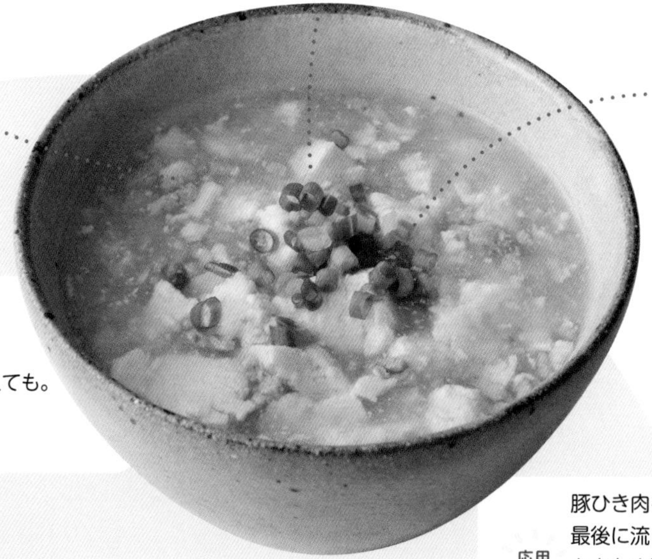

青味の小ねぎを、
三つ葉や香菜、
ゆでたほうれん草などに
かえるのもおいしい。

応用
ヒント

仕上がりにごま油を加えても。
エネルギーアップ、
風味アップになります。

応用
ヒント

豚ひき肉を卵にかえ、
最後に流し入れて
かきたま汁にすると、
さらに噛みやすく
飲み込みやすくなります。

材料（2人分）

絹ごし豆腐 ……………… 100 g
豚ひき肉 ………………… 100 g
しょうが（みじん切り）……… 1/2かけ
サラダ油 ………………… 小さじ1
a ┌ 顆粒中国風だし …… 小さじ1
　│ しょうゆ ………………… 小さじ1
　└ 塩・こしょう ………… 各少量
水 …………………………… 1 1/2カップ
┌ かたくり粉 …………… 小さじ1
└ 水 ……………………… 小さじ2
小ねぎ（小口切り）……… 10 g

作り方

❶なべに油を熱してしょうがをいため、香りが立ったらひ
き肉を加えていためる。
❷肉の色が変わったら、豆腐を食べやすい大きさにちぎっ
て加え、aも加えて手早くいためる。
❸水を加え、煮立ったら水どきかたくり粉を加えてとろみ
をつける。
❹器に盛り、小ねぎを散らす。

116

ガスパチョ

1人分 **63** kcal

食物繊維	1.7 g	ビタミンC	18 ㎎
鉄	0.5 g	塩分	0.5 g

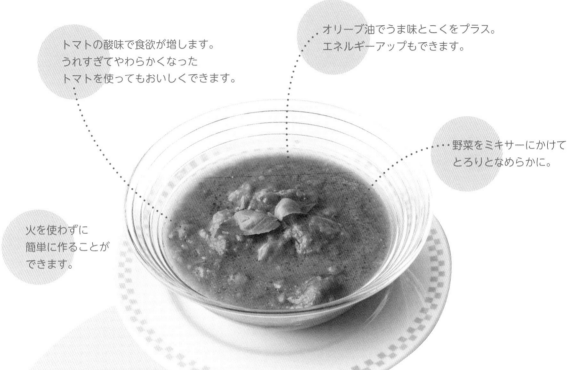

トマトの酸味で食欲が増します。
うれすぎてやわらかくなった
トマトを使ってもおいしくできます。

オリーブ油でうま味とこくをプラス。
エネルギーアップもできます。

野菜をミキサーにかけて
とろりとなめらかに。

火を使わずに
簡単に作ることが
できます。

**応用
ヒント** 味つけを少し濃くすれば、
パスタのソースとしても使えます。

材料（2人分）

トマト	大1個 (150g)
玉ねぎ	30g
にんにく	1/4ｶﾞｹ
トマトジュース	1ｶｯﾌﾟ
オリーブ油	大さじ1/2
塩	少量
ペッパーソース※	少量
バジルの葉	適量

※商品名「タバスコ」

作り方

❶トマトは皮を湯むきし、適当な大きさに切る。玉ねぎも
大きめに切る。

❷ミキサーに、バジル以外の材料をすべて入れ、なめらか
になるまで攪拌する。冷蔵庫で冷やす。

❸器に盛り、あればバジルを飾る。

117

よく出し、よく食べてエネルギー確保

食事量は減っていませんか？

以前に比べて食事量や運動量（活動量）は減っていませんか？　食事量が減ると運動量が減り、運動量が減ると食欲がなくなって食事量が減る——エネルギー不足になるこんな負のサイクルに拍車をかけてしまいます。

しっかりよく食べることはよいお通じにつながります。よいお通じはしっかりよく食べる＝エネルギー確保につながります。

その1

食物繊維を充分にとる

便を形作るのにもやわらかくするのにも食物繊維は重要です。野菜、海藻、きのこ、芋、果物のほか、ごはんやパン、めんなどの主食、納豆やゆで大豆、きな粉などの豆・豆製品にも多く含まれます。

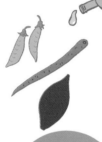

その2

水分を1日1.5〜2リットル飲む

水分が不足すると便がかたくなり、とりすぎると胃液がうすまって消化の妨げになります。食事からも水分がとれるので、バランスよく食べ、お茶や水などで補うようにしましょう。

お通じをよくする5つのポイント

その3

よく噛んで食べる

よく噛んで唾液と充分に混ぜ合わせ、消化を高めましょう。胃腸への負担が減り、お通じもよくなります。

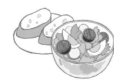

その4

油も意識してとる

料理によく使われるサラダ油、オリーブ油、ごま油などの植物性油脂には、便の滑りをよくしたり、腸の働きを促したりする効果があります。いためる、揚げる、香りづけに少量を加えるなど、油を使った料理を意識して食べるようにしましょう。

その5

快眠＋朝食と運動

規則正しい生活はスムーズなお通じにつながります。腸の働きは自律神経でコントロールされているので、睡眠中に腸が働いて便を作り、朝食をとると腸が刺激されて便意が起こります。寝つきが悪かったり、睡眠不足になったりすると、腸の働きも悪くなります。

そして、運動は血流をよくする、筋力をつける、ストレス発散になるなど、よいお通じにつながります（104ページ）。

第 5 章

簡単おやつ
エネルギープラスの甘いもの

一度にたくさん食べられないときは、
おやつもたいせつなエネルギー源です。
簡単に作ることができて、たんぱく質やミネラル、
ビタミンもプラスできる、おいしくてうれしいレシピ集です。

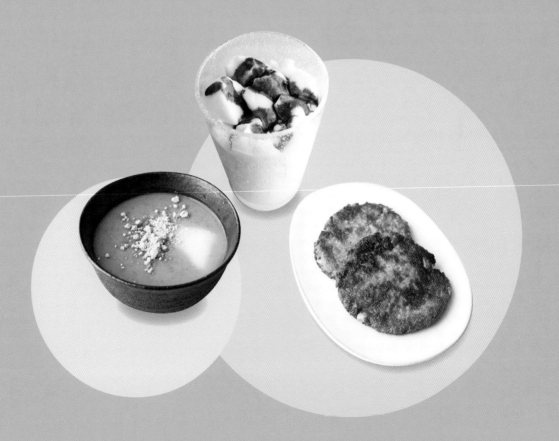

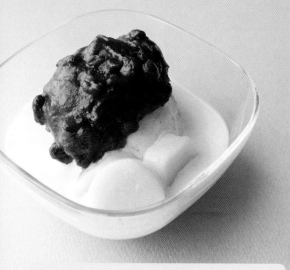

●アイスクリームは口当たりがよく、エネルギーもとれるので、冷凍庫にいつも入れておくと、間食やデザートに便利です。

白玉団子で食べごたえも◎
アイスクリーム あずきミルクかけ

1人分 **329** kcal

たんぱく質　6.2 g
塩分　　　　0.3 g

材料（2人分）
バニラアイスクリーム
　　　　　　　　　……… 200 g
　白玉粉 ………………… 30 g
　水 ……………… 大さじ1 2/3
ゆであずき（市販品）… 40 g
牛乳 ………………… 1/2ｶｯﾌﾟ

作り方
❶白玉粉はスプーンの背で砕く。分量の水を少量ずつ加えてこね、耳たぶくらいになったら棒状にしてラップをかけ、10分休ませる。
❷①を6等分に切って中央をくぼませ、熱湯でゆでる。浮き上がったら2～3分ゆでて火を通す。水にとり、水けをきる（白玉団子）。
❸器にアイスクリームを盛り、白玉団子とゆであずきをのせ、牛乳をかける。

応用
ヒント　ゆであずきも小分けにして冷凍しておくと、牛乳をかけただけで間食になります。

胃腸が不調のときもおすすめ
バナナパンプディング

1人分 **394** kcal

たんぱく質　10.2 g
塩分　　　　 0.8 g

材料（2人分）
クロワッサン ……… 100 g
バナナ ………………… 60 g
ドライプルーン（種なし）
　　　　　　　　　………… 4個
　卵 …………………… 1個
　砂糖 ……………… 大さじ1
　牛乳 ………………… 1ｶｯﾌﾟ

作り方
❶クロワッサンは食べやすい大きさに切る。バナナは7mm厚さの輪切りにする。
❷ボールに卵を割りほぐし、砂糖と牛乳を加えてよく混ぜる。
❸耐熱容器に①とプルーンを入れ、②を流し入れて170℃に熱したオーブンで10分焼く。

●パンの中でも高エネルギーのクロワッサンを選択。
●バナナは切って冷凍しておくと、牛乳やヨーグルトをかけるだけでアイスクリーム感覚のおやつに。

応用
ヒント　クロワッサンの脂質が気になる場合は食パンやロールパンなどでもおいしくできます。

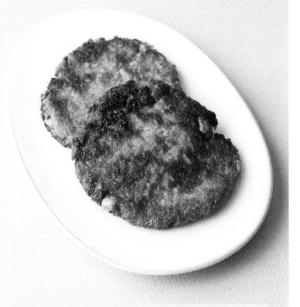

オートミールはミネラルやビタミン豊富
オートミールせんべい

1人分 **309** kcal

たんぱく質 6.9 g
塩分 0.7 g

材料（2人分）

落花生 (いり) ………… 10粒

a | オートミール ····· 60 g
　 | 水 ······· 3/5ｶｯﾌﾟ (120mL)

b | 砂糖 ………… 大さじ1
　 | しょうゆ ……… 大さじ1

サラダ油 ………… 大さじ2

作り方

❶落花生は薄皮を除いて刻む。

❷耐熱容器にaを入れ、ラップをかけずに電子レンジで50秒加熱する。

❸①、②、bを混ぜ合わせて4等分し、せんべい状の平たい円形に整える。

❹フライパンに油を熱し、③を両面こんがりと焼く。

●刻んだ落花生で風味が増し、油で焼くことでエネルギーがアップします。

応用ヒント　落花生は、いりごま、くるみ、アーモンドなどにかえてもおいしい。

個包装の切りもちで手軽に
かぼちゃの豆乳しるこ

1人分 **331** kcal

たんぱく質 6.4 g
塩分 0 g

材料（2人分）

かぼちゃ ……………… 200 g

a | 豆乳(成分無調整) ···3/4ｶｯﾌﾟ
　 | 三温糖 ………… 50 g

切りもち ……… 2個（100 g）

きな粉 ………………… 適量

作り方

❶かぼちゃはわたと種を除き、一口大に切って耐熱容器に並べ、ラップをかけて電子レンジで5分20秒加熱する。皮を除く。

❷ミキサーに①とaを入れ、なめらかになるまで攪拌する。なべに入れて温める。

❸もちは1個ずつ小さめの耐熱容器に入れ、湯をひたひたに加えて電子レンジで1個につき1分加熱してやわらかくする。湯をきる。

❹器に③を盛って②を注ぎ入れ、きな粉をふる。

●ビタミン豊富なかぼちゃ。やさしい味なので、おやつにもピッタリです。
●豆乳をベースにしているので、たんぱく質などもとれます。牛乳にかえてもOK！

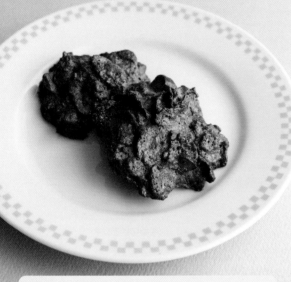

●主食にもなるシリアル。種類も多く、ドライフルーツ入りや玄米ベースのものなど、お好みで。

食欲をそそる香ばしさ
シリアルナッツマカロン

2個分 **123** kcal		たんぱく質　2.7 g 塩分　　　　0.3 g

材料（12個分）

シリアル ················· 80 g
アーモンド（いり）······ 20 g
マシュマロ ··············· 20 g
卵（割りほぐす）··········· 1個
砂糖 ······················ 40 g
ピュアココア ········· 小さじ2

作り方

❶アーモンドとマシュマロはあらく刻む。

❷なべに全材料を入れて混ぜ、中火にかけて全体がなめらかになるまで練る。

❸天板にオーブンシートを敷き、②を1/12量（大さじ1くらい）ずつ落とす。

❹170℃に熱したオーブンで15分ほど焼く。

応用ヒント　マシュマロが余ったら、牛乳に一晩浸してシェイクに（124ｼﾞ）。プレーンヨーグルトに浸して果物にかけるのも美味。

簡単に作ることができてやさしい味
さつま芋と甘栗の茶きん絞り

1人分 **257** kcal		たんぱく質　1.6 g 塩分　　　　0.1 g

材料（2人分）

さつま芋 ··············· 200 g
甘栗 ······················ 30 g
砂糖 ······················ 50 g
｜抹茶 ·············· 小さじ1/2
｜水 ······················ 少量

作り方

❶さつま芋は皮を厚めにむいてゆで、やわらかくなったら湯をきってつぶす。

❷甘栗はあらく刻む。

❸①に砂糖と②を加え、なめらかになるまで弱火で練り混ぜる。

❹③の1/8量をとり分け、水でといた抹茶を混ぜる。

❺③の残りと④を4等分ずつに分ける。ぬれぶきんかラップを広げ、③のたねと④のたねを一つずつ合わせてのせ、茶きんに絞る。あと3個作る。

●殻や渋皮をむいた、レトルトパウチ入りの甘栗を使って手軽に。甘納豆やドライプルーンなどにかえてもおいしくできます。

●抹茶を加えると見ためにもきれいで、味にも深みが増します。

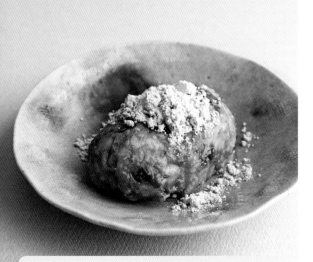

やわらかく、食べやすい
白玉おはぎ

1人分 160 kcal　　たんぱく質　4.8 g　塩分　0.1 g

材料（2人分）

白玉粉	30 g
水…大さじ1 2/3〜大さじ2	
里芋	2個（90 g）
ゆであずき（市販品）	50 g
きな粉	大さじ3

作り方

❶白玉粉はスプーンの背で細かく砕き、分量の水を少量ずつ加え、耳たぶくらいのやわらかさに練る。2等分して俵型に丸める。

❷①を熱湯でゆで、浮いてきたら水にとってさまし、水けをきる。

❸里芋は電子レンジで3分ほど加熱してやわらかくし、フォークなどでつぶす。なべに入れ、ゆであずきを加えて弱火で練り混ぜる。

❹②を③のあんで包み、器に盛ってきな粉をふる。

● もち米を炊いて作るおはぎの代わりに。もち米が原料の白玉粉なら短時間にできて、少量でも作りやすくなります。

● 里芋とゆであずきで作るあんは甘さ控えめ。そのまま食べてもおいしい。

きな粉とシナモンでなつかしい味
オートミールのかりんとう風

1人分 195 kcal　　たんぱく質　8.6 g　塩分　0.1 g

材料（2人分）

オートミール		20 g
a	きな粉	20 g
	豆乳（成分無調整）	60 g
	砂糖	大さじ1 1/3
b	きな粉	10 g
	バター	大さじ2/3（8 g）
c	きな粉	大さじ1
	いり白ごま（刻む）	大さじ1/2
	シナモン（粉）	少量

作り方

❶耐熱容器にオートミールとaを入れて混ぜ、電子レンジで50秒ほど加熱する。

❷bを加えてよく混ぜる。6等分して棒状に形を整え、電子レンジで2分加熱する。あら熱がとれるまでおく。

❸②にcをまぶしつける。

● 電子レンジで作るので、少量作りも手軽に。

● 豆乳とバターを使うことで、こくが出るだけでなく、エネルギーアップができます。

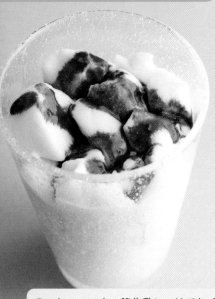

●マシュマロを一晩牛乳につけておくと、バニラの
香りがとけ出し、味にボリュームが出ます。

マシュマロをドリンク感覚で
チョコレートマシュマロシェイク

| 1人分 **211** kcal | たんぱく質 5.5 g |
| | 塩分 0.2 g |

材料（2人分）

牛乳 ………………… 300 g
マシュマロ ………… 6個
チョコレートシロップ（市販
　品）………………… 大さじ2

作り方

❶器に牛乳とマシュマロを
入れ、冷蔵庫に入れて一晩
おく。
❷飲む直前にチョコレート
シロップをかけ、均一にな
るまでよく混ぜる。

応用
ヒント　チョコレートシロップは刻んだチョコレートで代用
OK。なくてもおいしく食べられます。

ヨーグルトで甘味を調整
ヨーグルトラムレーズン
アイスクリーム

| 1人分 **144** kcal | たんぱく質 2.8 g |
| | 塩分 0.1 g |

材料（5人分）

バニラアイスクリーム
………………………… 200 g
プレーンヨーグルト
………………………… 200 g
レーズン ……………… 50 g
ラム酒 ………………… 大さじ1
ミントの葉 …………… 適量

作り方

❶小さめのざるに厚手のキッ
チンペーパーを敷き、ヨー
グルトを入れて3〜4時
間冷蔵庫におき、約150 g
になるまで水きりをする。
❷レーズンはあらく刻み、
ラム酒を加えて混ぜる。
❸アイスクリームに①と②
を加えてよく混ぜ、冷凍庫
で冷やしかためる。
❹器に盛り、ミントの葉を
飾る。

●バニラアイスにプレーンヨーグルトを加えて。甘
味がやわらぎ、カルシウムやビタミンB₂などがと
れるようになります。
●ヨーグルトをそのまま混ぜてかためると口当たり
が悪くなるので、水きりをしてから使うのがおす
すめです。

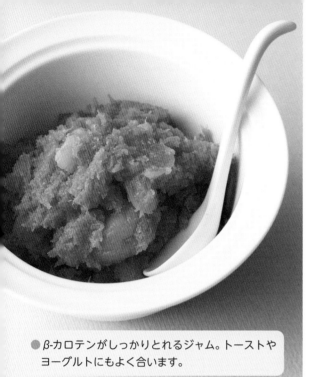

ほどよい甘味の、食べるジャム

にんじんとあんずのジャム

大さじ1 **28** kcal　　　　たんぱく質　0.2g
　　　　　　　　　　　　　塩分　　　　0g

材料（約1㌕分）
にんじん ……………… 200g
干しあんず ………… 30g
レモン果汁 ……… 1/4個分
オレンジジュース … 1/3㌕
砂糖 …………………… 60g

作り方
❶にんじんは皮をむいてすりおろす。干しあんずは1㎝幅に切る。
❷なべに全材料を入れ、そのまま20〜30分おく。
❸中火にかけ、煮立ったらアクを除きながら弱火で15分ほど煮て、水けをとばす。

● β-カロテンがしっかりとれるジャム。トーストやヨーグルトにもよく合います。

じゃが芋を、目新しいスイーツに

じゃが芋のトリュフ

1人分 **356** kcal　　　　たんぱく質　3.6g
　　　　　　　　　　　　　塩分　　　　0.2g

材料（2人分）
じゃが芋 …………… 150g
グラハムクッキー（市販品）
………………… 70g
｜レーズン ………… 30g
｜ラム酒 ………… 大さじ1
砂糖 …………………… 30g
｜ココア …………… 適量
｜シナモンパウダー … 小さじ1

作り方
❶じゃが芋は皮をむいて一口大に切り、電子レンジで約4分加熱してやわらかくし、つぶす。
❷クッキーは砕く。レーズンは刻んでラム酒をふる。
❸①と②、砂糖を加えてよく混ぜ、6等分して丸める。
❹ココアとシナモンパウダーを混ぜ合わせてまぶす。

●じゃが芋をベースに。ビタミンCがとれます。
●クッキーの種類をかえるといろいろな味が楽しめます。

応用ヒント クッキーをカステラにかえるとやわらかな食感に。口の中の状態が悪いときも食べやすくなります。

市販のお菓子&軽食のエネルギー

市販品も利用してエネルギー補給を。200〜300kcal を目安にします。
食事とのバランスを考え、食べる量と時間をおおよそ決めておきましょう。

乳製品を使った
軽食です

写真の半量がベスト。
1個ずつ冷凍になって
いるものが便利です

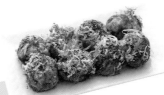

たこ焼き
8個 **422** kcal   塩分　2.1 g

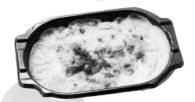

グラタン
1パック
180g **313** kcal   塩分　2.2 g

トマトケチャップは
小さじ2（12 g）で
塩分 0.4 gです

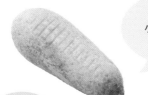

アメリカンドッグ
1本100g **303** kcal   塩分　0.7 g

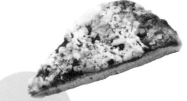

ピザパン
1個95g **264** kcal   塩分　1.6 g

肉まん
1個100g **242** kcal   塩分　1.2 g

あんまん
1個100g **273** kcal   塩分　微量

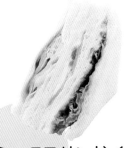

ミックスサンドイッチ

1パック 135g **331** kcal 　　　　　塩分　1.8g

1本だとエネルギーも塩分も1/3。残った分は冷凍保存できます

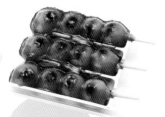

みたらし団子

1パック（3本） 180g **349** kcal 　　　塩分　1.1g

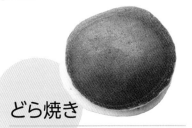

どら焼き

1個80g **213** kcal 　　　　塩分　0.2g

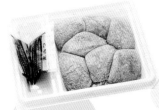

大豆製品のきな粉をしっかりからめて

わらびもち

1パック 130g **283** kcal 　　　塩分　微量

牛乳入りのコーヒーや紅茶と一緒に。エネルギーアップ＆胃にもやさしくなります

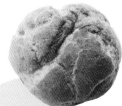

シュークリーム

1個95g **223** kcal 　　　　塩分　0.1g

パン生地に塩分が含まれます

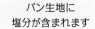

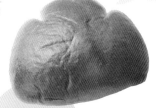

プリン

1個125g **196** kcal 　　　　塩分　0.1g

クリームパン

1個 105g **300** kcal 　　　塩分　0.4g

出典：『毎日の食事のカロリーガイド』（女子栄養大学出版部）

栄養成分値一覧

- 食材は「日本食品標準成分表 2020 年版 (八訂)」(文部科学省) に基づいて算出しています。
  料理は栄養計算ソフト「栄養 Pro クラウド」で算出しました。
- 食品成分のデータがない食品は、それに近い食品 (代用品) で算出しました。
- 特に記載がない場合は、1人分あたりの成分値です。
- レシピの分量に幅がある場合は少ないほうの分量で、また、人数・回数に幅がある場合は多いほうの人数・回数で算出しました。
- たんぱく質は「アミノ酸組成によるたんぱく質」、そのデータがないものは「たんぱく質」のデータを用いて算出しました。
- 脂質は「脂肪酸のトリアシルグリセロール当量」、そのデータがないものは「脂質」のデータを用いて算出しました。
- 炭水化物は「利用可能炭水化物 (質量計)」、あるいは「差引き法による利用可能炭水化物」のデータを用いて算出しました。
- ビタミン A は「レチノール活性当量」、ビタミン E は「α - トコフェロール」、塩分は「食塩相当量」の数値です。

ページ	料理名	エネルギー	たんぱく質	脂質	コレステロール	炭水化物	食物繊維総量	ナトリウム	カリウム	カルシウム	リン	鉄	ビタミンA	ビタミンE	ビタミンB1	ビタミンB2	ビタミンB12	ビタミンC	塩分
		kcal	g	g	mg	g	g	mg	mg	mg	mg	mg	µg	mg	mg	mg	µg	mg	g
主菜																			
26	豚肉のしょうが焼き	305	16.5	22.6	55	6.8	1.3	383	498	26	196	0.7	35	1.6	0.66	0.17	0.3	22	1.0
26	豚肉の梅しそ薄衣焼き	352	18.0	24.4	61	13.4	1.1	376	448	32	207	0.7	21	1.2	0.72	0.18	0.3	22	0.9
27	豚肉のくず打ちしゃぶしゃぶ	304	17.9	18.5	61	14.5	0.8	346	495	20	210	0.8	33	0.8	0.73	0.18	0.3	13	0.9
27	ウナギのかば焼きとかぼちゃのさんしょう風味焼き	259	10.9	15.7	116	15.5	2.5	512	447	97	187	0.9	889	5.4	0.43	0.43	1.1	28	1.3
28	豚カツ	459	19.0	35.5	106	14.9	1.2	417	413	30	213	0.8	47	2.9	0.67	0.21	0.4	17	1.1
28	チーズサンド豚カツ	495	24.7	34.0	124	20.9	1.9	370	536	135	354	1.0	108	2.5	0.77	0.29	0.9	24	0.9
29	豚肉の油揚げ巻き焼き	359	18.7	29.0	46	4.9	2.0	202	401	84	237	1.3	24	2.4	0.58	0.18	0.2	38	0.5
29	やわらかメンチカツ	498	18.9	33.8	156	27.6	3.0	474	525	40	195	2.3	98	3.3	0.48	0.31	1.0	40	1.2
30	鶏肉のソテー	212	13.9	16.7	71	1.3	0.6	286	302	20	146	0.6	39	1.4	0.09	0.13	0.2	15	0.8
30	チキンピカタ	360	22.9	23.0	194	14.6	0.7	375	399	78	257	1.3	135	2.1	0.14	0.29	0.7	10	1.0
31	チキンソテー フレッシュトマトソース	282	17.3	22.5	89	2.1	0.6	339	407	12	185	0.7	69	1.9	0.13	0.16	0.3	12	0.9
31	チキンと野菜の洋風やわらか煮	311	20.0	19.4	90	9.5	8.9	683	899	37	287	1.9	63	2.4	0.25	0.29	0.5	67	1.8
32	鶏肉のから揚げ	251	14.8	16.4	71	9.7	0.5	392	307	11	152	0.6	35	1.4	0.10	0.14	0.2	3	1.0
32	鶏肉の厚衣揚げ	497	24.1	35.2	159	19.3	0.5	603	299	24	185	1.6	96	1.7	0.11	0.35	0.6	5	1.5
33	鶏肉の厚衣揚げ　薬味ソースかけ	554	24.5	41.1	159	19.7	0.6	985	323	34	195	1.8	106	1.8	0.12	0.37	0.8	4	2.5

ページ	料理名	エネルギー	たんぱく質	脂質	コレステロール	炭水化物	食物繊維総量	ナトリウム	カリウム	カルシウム	リン	鉄	ビタミンA	ビタミンE	ビタミンB₁	ビタミンB₂	ビタミンB₁₂	ビタミンC	塩分
		kcal	g	g	mg	g	g	mg	mg	mg	mg	mg	µg	mg	mg	mg	µg	mg	g
33	山芋入り肉団子	277	13.9	14.5	111	21.1	1.9	332	507	56	146	1.3	63	1.7	0.14	0.22	0.4	36	0.8
34	マグロの刺し身	81	14.6	0.5	33	4.3	0.6	37	331	14	183	0.8	63	0.6	0.07	0.04	0.8	6	0.1
34	マグロとアボカドののり巻き	114	12.8	4.3	26	4.6	2.6	299	435	18	177	1.1	125	1.4	0.10	0.16	2.4	11	0.7
35	マグロの山かけ　卵黄のせ	164	15.2	5.3	229	12.9	0.7	378	482	38	264	1.8	168	1.4	0.15	0.14	1.3	6	0.9
35	マグロのすき身の納豆あえ	116	15.3	3.3	25	5.0	1.9	282	393	43	197	1.6	51	0.6	0.08	0.18	1	3	0.7
36	焼きギョーザ	315	14.9	16.6	52	24.1	2.2	450	464	51	138	1.3	42	1.5	0.54	0.21	0.4	18	1.1
36	具だくさんギョーザ	338	15.2	22.2	56	17.9	1.9	962	457	39	136	1.4	66	1.8	0.57	0.22	0.6	21	2.4
37	揚げギョーザ	409	14.5	32.3	56	13.8	1.7	962	451	38	131	1.3	66	3.1	0.56	0.22	0.6	21	2.4
37	水ギョーザ	273	14.8	16.3	56	15.5	1.8	962	454	38	134	1.3	66	1.0	0.57	0.22	0.6	21	2.4
38	サケの塩焼き	189	19.6	9.7	64	5.4	0.6	728	416	27	278	0.4	30	0.4	0.15	0.16	6.9	6	1.8
38	サケのなべ照り焼き	254	20.4	9.7	59	18.3	1.4	409	520	23	269	0.8	98	3.3	0.18	0.25	5.9	21	1.1
39	サケのかき揚げ	469	21.4	30.3	61	26.2	1.3	220	465	60	285	0.8	25	4.8	0.20	0.49	5.9	4	0.6
39	サケのチーズホイル焼き	189	22.4	7.9	71	6.0	0.5	327	409	114	359	0.6	52	1.5	0.17	0.27	6.4	8	0.9
40	ハンバーグ	311	14.2	20.7	100	14.9	4.0	741	610	56	175	2.3	295	3.2	0.39	0.33	0.9	75	1.9
40	ハンバーグのトマトチーズ煮	471	20.4	28.2	124	13.0	4.0	713	810	223	236	2.8	118	4.1	0.67	0.40	1.1	64	1.8
41	肉団子の甘酢あんかけ	368	19.5	24.5	174	14.5	1.4	538	457	34	192	2.1	142	1.6	0.59	0.36	1.2	5	1.4
41	豆腐のひき肉あんかけ	248	18.4	15.4	36	7.2	1.9	408	397	150	211	3.1	6	0.6	0.40	0.19	0.7	2	1.0
42	エビのチリソースいため	187	16.0	6.0	150	13.2	0.7	859	343	76	233	0.5	9	2.5	0.09	0.05	0.9	3	2.2
42	卵入りエビチリ	216	20.4	9.4	252	10.1	1.3	835	432	96	298	1.2	67	2.9	0.15	0.17	1.2	6	2.2
43	チキンチリソース	362	19.4	27.2	90	7.1	2.5	844	418	34	167	1.6	82	2.6	0.15	0.33	0.5	52	2.1
43	白身魚の甘酢ソース	239	15.2	8.0	58	24.5	1.5	487	500	48	250	0.5	58	2.4	0.12	0.13	1.3	4	1.3
44	タラの煮つけ	115	16.2	0.1	64	9.7	0.3	653	470	44	270	0.9	12	0.9	0.12	0.13	1.4	0	1.7
44	サバのみそ煮	228	14.6	9.5	43	18.0	2.2	793	669	31	215	1.7	27	1.3	0.20	0.25	9.1	7	2.0

ページ	料理名	エネルギー (kcal)	たんぱく質 (g)	脂質 (g)	コレステロール (mg)	炭水化物 (g)	食物繊維総量 (g)	ナトリウム (mg)	カリウム (mg)	カルシウム (mg)	リン (mg)	鉄 (mg)	ビタミンA (μg)	ビタミンE (mg)	ビタミンB1 (mg)	ビタミンB2 (mg)	ビタミンB12 (μg)	ビタミンC (mg)	塩分 (g)
45	ブリの黒酢煮	203	15.3	10.5	58	10.4	0.5	283	369	11	119	1.2	41	1.6	0.20	0.30	3.0	4	0.7
45	サケの揚げ煮	242	20.4	8.7	59	17.9	1.5	426	537	27	271	0.8	95	3.1	0.19	0.25	6.0	14	1.1

副菜

ページ	料理名	エネルギー (kcal)	たんぱく質 (g)	脂質 (g)	コレステロール (mg)	炭水化物 (g)	食物繊維総量 (g)	ナトリウム (mg)	カリウム (mg)	カルシウム (mg)	リン (mg)	鉄 (mg)	ビタミンA (μg)	ビタミンE (mg)	ビタミンB1 (mg)	ビタミンB2 (mg)	ビタミンB12 (μg)	ビタミンC (mg)	塩分 (g)
56	ほうれん草の練りごまあえ	61	2.7	3.5	0	2.5	2.9	184	591	85	81	2.1	280	1.7	0.11	0.18	0	28	0.4
57	ほうれん草のチーズ風味	46	1.8	3.4	1	0.4	2.2	125	553	52	46	1.6	283	1.9	0.09	0.17	0	28	0.3
57	ほうれん草と厚揚げの辛味あえ	86	4.2	5.8	0	2.4	2.5	307	597	101	81	2.3	282	1.9	0.11	0.18	0	28	0.7
58	かぼちゃのあずきあえ	129	2.1	0.3	0	27.1	4.4	24	490	18	63	0.8	330	4.9	0.08	0.10	0	43	0.1
59	かぼちゃのオイスターソースかけ	146	1.9	6.1	0	18.9	4.0	406	514	19	58	0.7	335	5.8	0.08	0.10	0.2	50	1.0
59	かぼちゃの鶏そぼろあんかけ	136	4.6	2.4	16	21.5	3.5	400	581	21	86	0.7	337	5.1	0.10	0.14	0.4	43	1.0
60	野菜のトマトスープ煮	78	1.1	3.2	0	9.7	2.4	567	417	20	50	0.4	129	2.4	0.08	0.05	0	28	1.4
61	トマトとアボカドのマリネ	127	1.1	9.9	0	6.6	2.8	309	399	14	48	0.6	22	2.2	0.08	0.08	0	21	0.8
61	トマトと豆腐の薬味ソースかけ	125	4.7	8.4	0	6.2	2.3	320	423	74	91	1.2	46	1.0	0.15	0.06	0	18	0.8
62	れんこんとじゃこのきんぴら	116	3.5	4.0	23	14.3	2.0	432	440	50	122	0.6	20	1.2	0.10	0.03	0.4	45	1.1
63	れんこんの梅マヨネーズあえ	96	1.3	4.4	8	11.5	1.8	331	370	21	67	0.5	12	1.2	0.08	0.02	0	39	0.9
63	れんこんと豆腐の煮物	94	3.8	1.7	0	13.9	2.2	369	457	55	104	1.0	0	0.6	0.12	0.04	0.2	39	1.0
64	ごぼうのごまあえ	111	3.2	3.2	0	14.5	5.1	533	351	93	99	1.2	180	0.7	0.07	0.07	0	4	1.3
65	ごぼうのガーリックきんぴら	135	1.9	9.8	5	7.8	4.0	245	249	33	67	0.6	2	0.9	0.08	0.04	0.1	6	0.6
65	ごぼうの焼きマリネ	239	10.2	15.1	45	12.5	4.4	548	377	43	121	1.2	24	0.5	0.09	0.16	0.3	4	1.4
66	にんじんしりしり	135	3.9	8.8	102	8.3	1.7	397	242	37	75	0.7	490	0.6	0.06	0.15	0.3	4	1.0
67	オレンジ風味のにんじんグラッセ	47	0.5	0.8	2	8.8	1.5	67	229	19	21	0.2	421	0.4	0.07	0.04	0	18	0.2
67	ピリ辛にんじんきんぴら	134	5.8	8.4	0	7.1	2.1	380	261	139	99	1.5	434	1.1	0.08	0.06	0	4	1.0
68	ブロッコリーの カマンベールディップ	102	7.5	5.9	22	2.9	4.1	206	398	155	171	1.1	120	2.6	0.14	0.30	0.3	112	0.5
69	ブロッコリーのアンチョビいため	91	3.5	6.3	1	3.1	4.4	201	409	44	96	1.2	74	3.5	0.15	0.21	0.2	138	0.5

ページ	料理名	エネルギー	たんぱく質	脂質	コレステロール	炭水化物	食物繊維総量	ナトリウム	カリウム	カルシウム	リン	鉄	ビタミンA	ビタミンE	ビタミンB1	ビタミンB2	ビタミンB12	ビタミンC	塩分
		kcal	g	g	mg	g	g	mg	mg	mg	mg	mg	μg	mg	mg	mg	μg	mg	g
69	ブロッコリーの洋風白あえ	164	8.2	12.0	8	3.1	5.6	190	468	141	197	2.3	63	3.2	0.21	0.22	0	112	0.5
70	塩キャベツ	49	0.9	2.3	0	4.4	2.2	578	259	55	35	0.5	5	0.1	0.04	0.04	0	33	1.5
71	キャベツとハムの蒸し煮	46	2.5	1.5	6	4.4	1.4	673	197	37	51	0.3	4	0.1	0.10	0.04	0.1	35	1.7
71	ツナ入りコールスロー	109	4.0	7.4	8	6.0	2.0	279	262	42	84	0.7	107	2.2	0.06	0.06	0.4	35	0.7
72	青梗菜のにんにくいため	62	0.6	5.9	0	1.1	1.0	263	216	81	24	0.9	136	1.3	0.03	0.06	0	19	0.7
73	青梗菜のクリーム煮風	96	3.8	6.1	12	5.7	1.0	666	327	137	100	1.0	155	1.0	0.11	0.15	0.2	22	1.7
73	青梗菜と厚揚げの煮物	95	6.1	5.4	0	3.8	1.4	295	317	203	109	2.3	136	1.0	0.07	0.08	0.1	19	0.8
74	クリーミーポテトサラダ	182	5.9	10.5	24	10.6	9.2	336	488	62	111	0.9	55	1.1	0.17	0.08	0.3	32	0.9
75	じゃが芋のカレー風味きんぴら	149	2.8	7.5	0	11.6	9.4	176	462	26	74	0.8	69	0.7	0.10	0.04	0	29	0.4
75	じゃが芋の明太子マヨあえ	117	3.8	4.7	43	9.9	9.0	455	450	13	89	0.6	18	1.5	0.14	0.08	1.4	40	1.2
76	きゅうりとカリフラワーのスイートピクルス	36	1.2	0	0	5.0	1.6	492	263	24	45	0.4	15	0.2	0.04	0.06	0	37	1.2
77	さつま芋とりんごのバターレモン煮	157	0.8	2.3	6	29.9	3.0	164	334	40	40	0.4	18	1.0	0.09	0.02	0	32	0.4
77	大根のスープ煮	166	9.5	11.2	45	5.5	2.1	843	460	39	119	0.8	22	1.0	0.09	0.11	0.2	17	2.1
78	セロリのきんぴら	78	2.2	5.5	0	3.3	0.9	322	236	45	59	0.6	10	0.6	0.02	0.03	0.1	4	0.8
78	長芋の梅たたき	79	1.3	3.0	0	10.9	0.9	184	336	18	24	0.4	8	0.6	0.08	0.02	0	5	0.5
79	パプリカのにんにく風味きんぴら	81	1.4	6.3	4	4.1	1.0	187	160	6	35	0.3	36	2.5	0.07	0.07	0.1	111	0.5
79	かぶの洋風甘酢漬け	90	2.2	7.2	6	3.2	1.4	211	264	50	39	0.4	30	0.9	0.10	0.06	0	25	0.5
80	もやしのしょうが酢あえ	29	1.3	0.9	0	3.0	1.4	201	115	32	36	0.4	7	0.1	0.04	0.05	0	9	0.5
80	大根のレモンじょうゆ漬け	29	0.9	0	0	4.7	1.6	526	227	28	29	0.3	2	0.2	0.03	0.03	0	20	1.3
81	根菜たっぷり五目豆	146	9.7	4.9	3	11.9	6.7	595	707	81	165	1.7	141	1.2	0.15	0.10	0.2	14	1.5
81	里芋の白あえ	146	6.1	7.3	0	11.8	3.5	261	619	103	155	1.7	2	0.6	0.14	0.06	0	6	0.7
82	焼き野菜の南蛮漬け	82	3.1	0.2	19	14.8	2.9	533	405	19	69	0.6	303	3.4	0.07	0.09	0.4	39	1.4
82	白菜の甘酢漬け	72	0.6	5.9	0	3.4	1.3	162	207	38	30	0.3	9	0.6	0.03	0.03	0	17	0.4

ページ	料理名	エネルギー	たんぱく質	脂質	コレステロール	炭水化物	食物繊維総量	ナトリウム	カリウム	カルシウム	リン	鉄	ビタミンA	ビタミンE	ビタミンB₁	ビタミンB₂	ビタミンB₁₂	ビタミンC	塩分
		kcal	g	g	mg	g	g	mg	mg	mg	mg	mg	µg	mg	mg	mg	µg	mg	g
83	小松菜ともやしのナムル	45	1.4	3.1	0	2.2	1.4	386	245	71	38	1.3	100	0.5	0.06	0.08	0	19	1.0
83	れんこんとにんじんの甘酢いため	110	0.9	5.9	0	12.0	2.0	185	351	20	53	0.4	180	1.3	0.08	0.02	0	32	0.5
84	香味野菜ドレッシング　大さじ1	36	0.3	3.3	0	0.7	0.1	289	27	3	9	0.1	5	0	0	0.01	0	0	0.7
84	濃厚ごまドレッシング　大さじ1	87	1.4	8.5	10	2.0	0.7	153	37	43	48	0.8	0	0.2	0.02	0.02	0	0	0.4
84	イタリアンヨーグルトガーリック　大さじ1	20	0.3	1.8	1	0.6	0.1	92	27	10	9	0	6	0.2	0.01	0.01	0	1	0.2
84	長芋ディップ　大さじ1	13	0.3	0	0	2.6	0.2	0	43	3	3	0.1	2	0	0.01	0	0	1	0.3
85	トマトとアボカドのドレッシング　大さじ1	44	0.1	4.5	0	0.4	0.4	131	51	1	5	0.1	4	0.5	0.01	0.01	0	2	0.3
85	納豆とマヨネーズのディップ　大さじ1	38	1.5	2.5	3	2.0	0.6	158	70	7	27	0.3	1	0.3	0.02	0.04	0	0	0.4
85	いり卵のタルタル風ディップ　大さじ1	39	1.0	3.4	36	0.4	0	53	15	6	16	0.2	20	0.3	0	0.03	0.1	0	0.1
85	タイ風ナンプラードレッシング　大さじ1	10	0.3	0	0	1.8	0.1	391	28	2	5	0.1	0	0	0	0.01	0	3	1.0

主食・一皿料理

ページ	料理名	エネルギー	たんぱく質	脂質	コレステロール	炭水化物	食物繊維総量	ナトリウム	カリウム	カルシウム	リン	鉄	ビタミンA	ビタミンE	ビタミンB₁	ビタミンB₂	ビタミンB₁₂	ビタミンC	塩分
94	卵とじ丼	609	21.2	19.4	217	80.8	4.8	748	383	115	366	2.7	125	4.1	0.13	0.32	1.5	3	1.9
95	冷やし納豆そば	484	20.0	7.0	0	75.9	7.7	1193	750	96	376	4.3	22	0.9	0.36	0.29	0.3	4	3.0
96	トマトチーズカレー	795	20.2	23.2	71	96.8	9.6	1097	1061	180	298	2.3	498	6.7	0.28	0.26	0.2	50	2.8
97	五目豆乳そば	546	27.6	17.1	34	64.7	8.1	1255	811	149	306	3.8	140	1.9	0.58	0.23	0	9	3.2
98	サバ缶と山芋のお好み焼き	467	20.2	20.7	255	47.5	2.7	863	424	200	249	2.3	124	4.0	0.20	0.45	6.7	23	2.2
99	ほうれん草と生ハムのカルボナーラ風	670	20.6	29.8	258	74.1	6.5	605	610	141	350	3.2	352	2.2	0.42	0.34	0.9	17	1.5
100	さきイカと大豆の炊き込みごはん	261	6.8	3.3	12	47.4	1.9	310	163	43	119	1.0	69	0.4	0.06	0.03	0.1	1	0.8
101	もちいなり	430	13.4	11.7	16	66.1	1.5	738	264	206	269	1.2	53	1.0	0.09	0.12	0.6	10	1.9
102	ほうとう風煮込みうどん	446	18.8	11.9	45	61.0	6.2	1218	567	59	189	2.5	190	2.9	0.15	0.23	0.6	24	3.1
103	アボカドサンド	430	11.0	29.4	238	28.7	3.1	504	478	52	175	1.6	178	4.5	0.15	0.29	0.7	19	1.3

汁物

ページ	料理名	エネルギー	たんぱく質	脂質	コレステロール	炭水化物	食物繊維総量	ナトリウム	カリウム	カルシウム	リン	鉄	ビタミンA	ビタミンE	ビタミンB₁	ビタミンB₂	ビタミンB₁₂	ビタミンC	塩分
108	かぼちゃのポタージュ	243	4.9	12.9	31	24.8	3.9	448	664	144	163	0.7	415	5.1	0.13	0.27	0.4	46	1.1

ページ	料理名	エネルギー	たんぱく質	脂質	コレステロール	炭水化物	食物繊維総量	ナトリウム	カリウム	カルシウム	リン	鉄	ビタミンA	ビタミンE	ビタミンB₁	ビタミンB₂	ビタミンB₁₂	ビタミンC	塩分
		kcal	g	g	mg	g	g	mg	mg	mg	mg	mg	μg	mg	mg	mg	μg	mg	g
109	酸辣湯	123	6.4	7.2	102	6.9	1.5	636	293	64	108	1.3	80	0.8	0.11	0.15	0.3	9	1.6
110	コーンスープ	109	4.0	4.0	13	13.8	0.9	467	241	119	122	0.3	45	0.2	0.05	0.19	0.3	3	1.2
111	豚汁	109	6.3	5.0	17	8.7	2.7	655	469	47	118	0.9	140	0.6	0.28	0.11	0.5	9	1.7
112	里芋と根菜のけんちん汁	96	3.7	4.7	0	8.1	2.0	322	433	78	91	1.0	72	0.8	0.07	0.05	0.5	4	0.8
113	野菜スープ	100	7.0	5.2	204	5.8	1.3	474	280	51	122	1.1	163	1.0	0.07	0.23	0.6	20	1.2
114	れんこんのすり流し汁	100	5.6	3.4	22	10.1	1.5	326	437	22	112	0.5	20	0.5	0.11	0.09	0.5	27	0.9
115	冷や汁	71	7.0	2.7	24	4.3	0.9	728	287	38	113	0.4	18	0.4	0.06	0.09	2.5	1	1.9
116	豆腐と豚ひき肉のとろみスープ	163	11.0	11.6	37	2.9	0.7	490	269	48	104	1.2	14	0.6	0.41	0.15	0.3	3	1.2
117	ガスパチョ	63	1.2	3.1	0	6.8	1.7	183	446	15	43	0.5	63	1.6	0.09	0.06	0	18	0.5

簡単おやつ

ページ	料理名	エネルギー	たんぱく質	脂質	コレステロール	炭水化物	食物繊維総量	ナトリウム	カリウム	カルシウム	リン	鉄	ビタミンA	ビタミンE	ビタミンB₁	ビタミンB₂	ビタミンB₁₂	ビタミンC	塩分
120	アイスクリーム あずきミルクかけ	329	6.2	12.8	38	46.9	0.9	120	271	191	182	0.5	120	0.3	0.09	0.27	0.6	1	0.3
120	バナナパンプディング	394	10.2	18.8	131	44.0	2.2	315	441	143	191	1.0	114	1.7	0.12	0.29	0.6	6	0.8
121	オートミールせんべい	309	6.9	19.5	0	23.7	4.2	258	191	22	167	1.5	0	3.0	0.09	0.05	0	0	0.7
121	かぼちゃの豆乳しるこ	331	6.4	2.4	0	68.9	4.4	4	662	34	107	1.7	330	5.0	0.11	0.12	0	43	0
122	シリアルナッツマカロン 2個分	123	2.7	2.9	34	21.1	0.8	124	69	14	41	0.5	21	1.2	0.02	0.07	0.1	0	0.3
122	さつま芋と甘栗の茶きん絞り	257	1.6	0.3	0	59.3	4.3	24	478	47	64	0.9	16	1.2	0.13	0.05	0	26	0.1
123	白玉おはぎ	160	4.8	2.1	0	28.4	3.3	23	478	23	101	1.3	0	0.4	0.05	0.04	0	3	0.1
123	オートミールのかりんとう風	195	8.6	9.2	8	17.2	4.4	32	451	85	177	2.4	21	0.4	0.05	0.06	0	0	0.1
124	チョコレートマシュマロシェイク	211	5.5	8.5	20	28.1	0.4	69	269	189	164	0.3	64	0.2	0.08	0.27	0.5	2	0.2
124	ヨーグルトラムレーズンアイスクリーム	144	2.8	5.5	18	18.6	0.5	52	206	107	93	0.3	53	0.2	0.05	0.13	0.2	0	0.1
125	にんじんとあんずのジャム 大さじ1	28	0.2	0	0	6.5	0.6	4	75	6	7	0.1	104	0.1	0.01	0.01	0	2	0
125	じゃが芋のトリュフ	356	3.6	8.9	20	55.8	9.1	81	540	35	88	1.7	53	0.9	0.10	0.05	0	21	0.2

栄養素別 料理ランキング 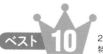 ベスト 10

26〜125ページでご紹介した料理のランキングですが、特徴はそれぞれなので、参考までにご覧ください。

エネルギー

順位	ページ	料理名	エネルギー (kcal)
1	96	トマトチーズカレー	795
2	99	ほうれん草と生ハムのカルボナーラ風	670
3	94	卵とじ丼	609
4	33	鶏肉の厚衣揚げ 薬味ソースかけ	554
5	97	五目豆乳そば	546
6	29	やわらかメンチカツ	498
7	32	鶏肉の厚衣揚げ	497
8	28	チーズサンド豚カツ	495
9	95	冷やし納豆そば	484
10	40	ハンバーグのトマトチーズ煮	471

たんぱく質

順位	ページ	料理名	たんぱく質 (g)
1	97	五目豆乳そば	27.6
2	28	チーズサンド豚カツ	24.7
3	33	鶏肉の厚衣揚げ 薬味ソースかけ	24.5
4	32	鶏肉の厚衣揚げ	24.1
5	30	チキンピカタ	22.9
6	39	サケのチーズホイル焼き	22.4
7	39	サケのかき揚げ	21.4
8	94	卵とじ丼	21.2
9	99	ほうれん草と生ハムのカルボナーラ風	20.6
10	40 / 42	ハンバーグのトマトチーズ煮 / 卵入りエビチリ	20.4

食物繊維総量

順位	ページ	料理名	食物繊維総量 (g)
1	96	トマトチーズカレー	9.6
2	75	じゃが芋のカレー風味きんぴら	9.4
3	74	クリーミーポテトサラダ	9.2
4	125	じゃが芋のトリュフ	9.1
5	75	じゃが芋の明太子マヨあえ	9.0
6	31	チキンと野菜の洋風やわらか煮	8.9
7	97	五目豆乳そば	8.1
8	95	冷やし納豆そば	7.7
9	81	根菜たっぷり五目豆	6.7
10	102	ほうとう風煮込みうどん	6.2

カルシウム

順位	ページ	料理名	カルシウム (mg)
1	40	ハンバーグのトマトチーズ煮	223
2	101	もちいなり	206
3	73	青梗菜と厚揚げの煮物	203
4	120	アイスクリーム あずきミルクかけ	191
5	98	サバ缶と山芋のお好み焼き	200
6	124	チョコレートマシュマロシェイク	189
7	96	トマトチーズカレー	180
8	68	ブロッコリーのカマンベールディップ	155
9	41	豆腐のひき肉あんかけ	150
10	97	五目豆乳そば	149

鉄

順位	ページ	料理名	鉄（mg）
1	95	冷やし納豆そば	4.3
2	97	五目豆乳そば	3.8
3	99	ほうれん草と生ハムのカルボナーラ風	3.2
4	41	豆腐のひき肉あんかけ	3.1
5	40	ハンバーグのトマトチーズ煮	2.8
6	94	卵とじ丼	2.7
7	102	ほうとう風煮込みうどん	2.5
8	123	オートミールのかりんとう風	2.4
9	29	やわらかメンチカツ	2.3
9	40	ハンバーグ	2.3
9	57	ほうれん草と厚揚げの辛味あえ	2.3
9	69	ブロッコリーの洋風白あえ	2.3
9	73	青梗菜と厚揚げの煮物	2.3
9	96	トマトチーズカレー	2.3
9	98	サバ缶と山芋のお好み焼き	2.3

ビタミンA

順位	ページ	料理名	ビタミンA（µg）
1	27	ウナギのかば焼きとかぼちゃのさんしょう風味焼き	889
2	96	トマトチーズカレー	498
3	66	にんじんしりしり	490
4	67	ピリ辛にんじんきんぴら	434
5	67	オレンジ風味のにんじんグラッセ	421
6	108	かぼちゃのポタージュ	415
7	99	ほうれん草と生ハムのカルボナーラ風	352
8	59	かぼちゃの鶏そぼろあんかけ	337
9	59	かぼちゃのオイスターソースかけ	335
10	121	かぼちゃの豆乳しるこ	330

ビタミンB1

糖質をエネルギーにかえるときに不可欠。

順位	ページ	料理名	ビタミンB1（mg）
1	28	チーズサンド豚カツ	0.77
2	27	豚肉のくず打ちしゃぶしゃぶ	0.73
3	26	豚肉の梅しそ薄衣焼き	0.72
4	28	豚カツ	0.67
4	40	ハンバーグのトマトチーズ煮	0.67
6	26	豚肉のしょうが焼き	0.66
7	41	肉団子の甘酢あんかけ	0.59
8	29	豚肉の油揚げ巻き焼き	0.58
8	97	五目豆乳そば	0.58
10	36	具だくさんギョーザ　水ギョーザ	0.57

ビタミンB2

脂質の代謝に不可欠。体の成長もサポート。

順位	ページ	料理名	ビタミンB2（mg）
1	39	サケのかき揚げ	0.49
2	98	サバ缶と山芋のお好み焼き	0.45
3	27	ウナギのかば焼きとかぼちゃのさんしょう風味焼き	0.43
4	40	ハンバーグのトマトチーズ煮	0.40
5	33	鶏肉の厚衣揚げ薬味ソースかけ	0.37
6	41	肉団子の甘酢あんかけ	0.36
7	32	鶏肉の厚衣揚げ	0.35
8	99	ほうれん草と生ハムのカルボナーラ風	0.34
9	40	ハンバーグ	0.33
9	43	チキンチリソース	0.33

著者プロフィール

竹内冨貴子 たけうちふきこ

カロニック・ダイエット・スタジオ主宰、管理栄養士。女子栄養大学栄養学部卒業。ダイエットクリエーターとしてテレビや雑誌、新聞などで幅広く活躍する一方、株式会社なとりの社外取締役なども務める。著書に『糖尿病 毎日のおいしい献立』（西東社）のほか、『毎日の食事のカロリーガイド』、『家庭のおかずのカロリーガイド』、『野菜のとり方早わかり』、『美に効くサラダ』、『腎臓病の料理のコツ早わかり』（すべて女子栄養大学出版部）などがある。

解説・データ作成・料理・スタイリング●竹内冨貴子
栄養価計算・料理アシスタント●竹内由佳
撮影●原 ヒデトシ
相木 博　松園多聞　堀口隆志　川上隆二　青山紀子
ブックデザイン●横田洋子
イラスト●木本直子　横田洋子　わかな
校閲●くすのき舎
データ整理●関 優子
編集協力●大塚博子

FOOD&COOKING DATA
体力をつけたい人、食が細い人のための

栄養アップ! カロリーアップ!の
料理アレンジ早わかり

2023年3月15日　初版第1刷発行

発行者●香川明夫
発行所●女子栄養大学出版部
〒170-8481　東京都豊島区駒込3-24-3
電話●03-3918-5411 （販売）
●03-3918-5301 （編集）
ホームページ● https://eiyo21.com/
印刷・製本●中央精版印刷株式会社